演習で学べる

在宅栄養支援〔第2版〕

―地域共生社会における管理栄養士の役割―

編著：寺本　房子
　　　前田佳予子
　　　井上　啓子
　　　渡邉　早苗
共著：井戸由美子
　　　岩本　珠美
　　　内山　久子
　　　江頭　文江
　　　片桐　義範
　　　川口美喜子
　　　工藤　美香
　　　小坂　和江
　　　田中　弥生
　　　塚原　丘美
　　　土谷　昌広
　　　西本裕紀子
　　　府川　則子

建帛社
KENPAKUSHA

■ は じ め に ■

わが国の高齢化率は28.4%（2019年，総務省）となり，2040年には35.3%になると見込まれています。高齢者に対する社会保障給付費（年金・医療・福祉その他を合わせた額）は過去最高水準（約115兆円）で，今後も増加すると推定されています。

高齢者が住み慣れた地域に住み続け，医療・介護サービスを受けて介護予防，生活支援が提供される地域包括ケアシステムでは，自助・互助・共助・公助の視点と多職種協働を基に地域共生社会を作り出します。

療養者や要介護者の大半は在宅で生活しています。療養者や要介護者のQOLの向上には，最期まで口から食べることの支援が不可欠で，在宅での栄養ケアサービスの需要が増すことが予測されます。

近年，管理栄養士養成において在宅栄養支援に関する知識とスキルを養うことが重要視されてきています。傷病者・障害者に対する管理栄養士の役割として，栄養管理プロセス（NCP：nutrition care process）を理解し，実際に栄養状態の評価・判定（栄養診断）や栄養介入ができるスキルを身に付ける教育は早急に行わなければなりません。

本書は，序章で福祉・介護における管理栄養士の役割りを理解し，第1章と第2章では福祉・介護領域で管理栄養士に必要な知識を系統的に学べるように，制度や基本的な事柄を記述しました。第3章では在宅訪問にかかわって特に留意すべき事柄に重点を置いた栄養アセスメントについて記すとともに在宅栄養ケアプロセスの理論を記述し，特にこれに関する言語の国際標準化で提案されている栄養診断を理解します。第4章では在宅におけるさまざまな障害者や要支援・介護者を理解し，栄養支援ができるよう解説し，併せて演習事例を提示し，在宅訪問栄養食事指導の実践へ向けた教育効果が高まるよう意図しました。第5章では管理栄養士の在宅訪問栄養食事指導のスキルを身に付けることができるよう，各種書類の様式例等も含めた実践的知識を詳細に記しています。なお，管理栄養士が行う訪問栄養食事指導は，介護保険制度における「居宅療養管理指導」と医療保険制度における「在宅患者訪問栄養食事指導」の2つの枠組みで行われますが，本書では，この2つを合わせて「在宅訪問栄養食事指導」としています。

管理栄養士養成教育の場だけでなく，在宅栄養ケアを実践している方々にも活用していただければ幸いです。読者からのご批判，ご教示を頂きながら，さらにより良いものにできればと願っています。

2020（令和2）年4月

編者一同

■ 第2版刊行にあたって ■

　65歳以上の人口が全人口の約35%となる2040年に向けて，地域包括ケアシステムの構築・推進が図られています。個々人の生活の視点を踏まえたきめ細かな対応が，今後より一層重要になると考えられています。

　個人および地域における栄養課題は，多様化・複雑化し，多職種連携による対応が一層重要となる中，多職種連携に必要な知識および技能の習得が急務になっています。

　本書はその一翼を担うべく，2020年に初版本を刊行いたしましたが，初版発行から3年が経過し，このたび第2版とする運びとなりました。

　今回は，新旧データを入れ替え，末尾の資料を充実させるとともに，第4章　対象者別在宅栄養支援演習の構成を見直すことで，より活用しやすいように整理いたしました。

　多くの方々に手に取っていただき，ブラッシュアップを重ねて，さらによりよい書籍にできればと願っております。

2023（令和5）年3月

編者一同

■ も く じ ■

序　章　福祉と管理栄養士

1. 社会福祉の理念 ……………………………………………… *1*

2. 現代日本の福祉と医療 ……………………………………… *2*

　　1）介護保険制度の創設　*2*

　　2）措置制度から契約制度へ　*2*

　　3）高齢化による国民医療費の増大とその対策　*2*

　　4）ICF（国際生活機能分類）の考え方　*3*

3. 福祉における管理栄養士の役割 …………………………… *4*

　　1）栄養ケア・マネジメント　*4*

　　2）在宅訪問管理栄養士制度の創設　*4*

第1章　地域共生社会と在宅栄養支援

1. 地域共生社会と社会資源 …………………………………… *5*

　　1）地域共生社会　*5*

　　2）地域包括ケアシステムにおける医療・福祉　*6*

2. 地域診断と食生活支援 ……………………………………… *7*

　　1）地域診断　*7*

　　2）地域の社会資源　*7*

　　3）栄養ケア・ステーション　*8*

　　4）配食サービス　*9*

3. 地域包括ケアシステムにおける多職種連携 ……………… *10*

　　1）多職種の職能・役割　*10*

　　2）医療における多職種連携　*11*

　　3）介護における多職種連携（個別栄養管理制度）　*12*

　　4）地域ケア会議，サービス担当者会議　*13*

　　5）医療機関・福祉施設の連携　*14*

第2章　介護・医療保険制度と在宅栄養支援

1. 介護保険制度と在宅栄養支援 ……………………………… *17*

　　1）介護保険制度　*17*

　　2）居宅療養管理指導の算定要件　*18*

　　　　　3）居宅療養管理指導のプロセス　*21*

　　2．要介護認定と介護保険サービス ……………………………………… *21*

　　　　　1）基本チェックリストによる判定　*21*

　　　　　2）要介護認定のしくみ　*21*

　　　　　3）主な介護保険サービス　*24*

　　3．医療保険制度と在宅栄養支援 ………………………………………… *26*

　　　　　1）医療保険制度と診療報酬　*26*

　　　　　2）在宅患者訪問栄養食事指導　*27*

　　　　　3）チーム医療としての在宅支援への参画　*27*

第3章　在宅栄養ケアプロセス

　　1．栄養ケアプロセス ……………………………………………………… *28*
　　2．栄養スクリーニングとアセスメント ………………………………… *28*

　　　　　1）栄養スクリーニング　*29*

　　　　　2）栄養アセスメント　*29*

　　　　　3）在宅訪問栄養食事指導にあたって特に留意すべき栄養アセス
　　　　　　　メント　*30*

　　　　　4）栄養状態の評価；フレイル　*32*

　　　　　5）高齢者・障害者の必要エネルギーと栄養素量　*33*

　　3．栄養診断（栄養状態の判定）とPES報告 ………………………… *35*

　　　　　1）栄養診断（栄養状態の判定）　*35*

　　　　　2）用語の標準化　*35*

　　　　　3）栄養診断とPES報告　*35*

　　4．栄養介入；計画と実施 ………………………………………………… *36*
　　5．栄養モニタリングと評価 ……………………………………………… *37*
　　6．栄養アセスメントから栄養介入までの7つのStep ………………… *38*

第4章　対象者別在宅栄養支援演習

　　■慢性腎臓病；CKD（透析療法）療養者 ……………………………… *42*
　　1．摂食機能障害者への栄養支援 ………………………………………… *44*

　　　　　1）口腔機能の維持・向上にかかわる支援　*44*

　　　　　2）摂食嚥下障害への支援　*46*

　　　　　　　■演習課題：嚥下障害　*48*

　　2．心身機能障害者への栄養支援 ………………………………………… *50*

　　　　　1）肢体不自由　*50*

■演習課題：肢体不自由　　*54*

　　2）視覚障害　　*56*

　　3）重症心身障害　　*59*

　　　　■演習課題：重症心身障害児　　*64*

3．精神機能の障害と栄養支援 …………………………………………… *66*

　　1）発達障害　　*66*

　　2）統合失調症　　*67*

　　3）アルコール依存症　　*69*

4．高齢者にみられる障害への栄養支援 ………………………………… *71*

　　1）低 栄 養　　*71*

　　2）脱　　水　　*72*

　　3）褥　　瘡　　*72*

　　　　■演習課題：低 栄 養　　*74*

　　4）慢性閉塞性肺疾患；COPD　　*76*

　　　　■演習課題：慢性閉塞性肺疾患；COPD　　*78*

　　5）認 知 症　　*80*

　　　　■演習課題：認 知 症　　*82*

5．慢性疾患への栄養支援 …………………………………………………… *84*

　　1）が　　ん　　*84*

　　　　■演習課題：がん（化学療法）　　*88*

　　2）慢性腎臓病；CKD　　*90*

　　　　■演習課題：慢性腎臓病；CKD（透析療法）　　*94*

　　3）糖 尿 病　　*96*

　　　　■演習課題：糖 尿 病　　*98*

6．人生の最終段階への支援 ……………………………………………… *100*

　　1）アドバンス・ケア・プランニング　　*100*

　　2）在宅での看取り　　*101*

　　3）人生の最終段階における栄養ケア　　*102*

　　4）最期のときへの準備　　*102*

　　5）グリーフケア　　*102*

　　　　■演習課題：人生の最終段階　　*103*

第5章　在宅栄養支援の実際

1．在宅訪問栄養食事指導の心構え ……………………………………… *106*

　　1）訪問時に必要な用紙・書類・持ち物　　*106*

　　2）訪問時の服装と身だしなみ　　*106*

３）電話のかけ方　*107*

４）訪問時の留意点　*107*

２．在宅訪問栄養食事指導のプロセス ……………………………………… *109*

１）在宅訪問栄養食事指導の基本的な流れ　*109*

２）在宅訪問栄養食事指導にかかわる確認事項　*110*

３）多職種連携における情報収集　*112*

３．医療機関・福祉施設との連携 ……………………………………… *114*

１）医療機関との連携　*114*

２）福祉施設との連携　*114*

３）介護保険施設と入院先医療機関との間の栄養ケアに関する
連携　*114*

４）地域ケア会議　*115*

５）サービス担当者会議　*116*

４．ケアプラン（居宅サービス計画）と在宅栄養支援の実際 ………… *118*

１）ケアプランの中での位置付け　*118*

２）ケアプランの計画書　*118*

３）在宅栄養ケアプロセス　*118*

４）多職種協働のための調整　*121*

５）モニタリング　*122*

６）報告と調整　*122*

７）報告書の提出　*123*

８）総合評価　*123*

５．依頼から契約まで ……………………………………………………… *123*

１）依　　頼　*123*

２）主治医指示書　*125*

３）初回訪問　*127*

４）契　　約　*129*

６．リスクマネジメント ……………………………………………………… *134*

１）サービスの提供とリスクマネジメント　*134*

２）対象者の緊急事態や事故への対応　*134*

３）サービス提供側の管理栄養士の事故とその対応　*136*

４）リスクマネジメント：リスクの予測と予防　*136*

７．終結と報告 ……………………………………………………………… *137*

１）サービス終結の判断　*137*

２）訪問終了に向けた準備の手順　*137*

３）訪問終了時の手続きと報告　*137*

８．報酬請求 ………………………………………………………………… *138*

　　　　　　1）報酬の請求と支払　　*138*

　　　　　　2）報酬の請求先　　*138*

　　　　　　3）報酬請求時に必要な書類　　*138*

　　　　　　4）交通費，食材費などの精算　　*138*

9．事業所の運営と管理 ……………………………………………… *139*

　　　　　　1）事業所の運営　　*139*

　　　　　　2）サービス提供時の管理　　*141*

■資　　　料 ………………………………………………………… *145*

■引用・参考文献 …………………………………………………… *160*

■さくいん …………………………………………………………… *162*

■執筆分担■

序　章 …… 渡邉　早苗

第1章 …… 小坂　和江

第1章2-3) …… 田中　弥生

第2章 …… 岩本　珠美

第3章1・2 …… 寺本　房子

第3章3〜6 …… 片桐　義範

第4章〔冒頭〕 …… 井上　啓子

第4章1 …… 土谷　昌広

第4章1〔演習〕 …… 工藤　美香

第4章2-1)・2) …… 内山　久子

第4章2-3) …… 西本裕紀子

第4章3 …… 井戸由美子

第4章4-1)・2) …… 府川　則子

第4章4-3) …… 土谷　昌広

第4章4-4) …… 田中　弥生

第4章4-5) …… 塚原　丘美

第4章5-1) …… 川口美喜子

第4章5-2) …… 井上　啓子

第4章5-3) …… 塚原　丘美

第4章6 …… 江頭　文江

第5章〔冒頭〕・1 …… 井上　啓子

第5章2〜5 …… 前田佳予子

第5章6〜9 …… 井上　啓子

序章 福祉と管理栄養士

1 社会福祉の理念

「個人が家庭や地域において人としての尊厳をもってその人らしい生活ができることを保障する」[1] ことを基本として，個人に対して社会連帯の考え方に立った支援を行うことが社会福祉の理念です。

尊厳ある人生とは，自己決定できること，他者から人権や財産を侵されないこと，さらに認知症となっても家族や地域が支えることで自分らしい人生がまっとうできることで，そのための権利擁護に対する積極的な支援を受けることができます。権利とは，基本的人権（平等権，自由権，社会権；人間らしい生活＝あたりまえの生活を送る権利）であり，擁護とは，生命・身体・自由・名誉・財産などが守られることや福祉サービスの種類・質・量が確保され，自分の意志で選択できるということです。

今日では，地域社会における支え合いは脆弱化してきており，人間関係が形成されにくい状況があります。このような背景を踏まえた地域福祉の課題は，看護・介護などの援助者の価値観や基準で対象者を支援するのではなく，対象者の立場や視点で在宅福祉サービスを提供することであるといえます。

在宅福祉サービスの目的は，対象者の QOL の向上であり，そのためには，ノーマライゼーションの理念の浸透，ユニバーサルデザインによる社会インフラストラクチャーの整備，心のバリアフリーを推進し，共生社会の実現に向けて支援する心構えが必要です。

■ユニバーサルデザイン■

1970年代後半から，米国人建築家ロナルド・メイスが，以下の７つの原則をあげて提唱した。
① 公平性の原則：誰にも公平に利用できること。
② 柔軟性の原則：利用者に応じた使い方ができること。
③ 単純性と直感性の原則：使い方が簡単ですぐわかること。
④ 安全性の原則：使い方を間違えても，重大な結果にならないこと。
⑤ 認知性の原則：必要な情報がすぐ理解できること。
⑥ 効率性の原則：無理な姿勢をとることなく，少ない力でも楽に使えること。
⑦ 快適性の原則：利用者に応じたアクセスのしやすさと十分な空間が確保されていること。

2 現代日本の福祉と医療

1) 介護保険制度の創設

日本の社会福祉制度を概観すると，1960年代に訪問介護（ホームヘルプサービス）事業が始まり，「老人福祉法」が制定（1963年）されました。さらに，1973年は福祉元年と位置づけられ，高齢者への無償福祉や低額福祉導入などの制度拡充が行われました。一方で，急激な高齢化・少子化は社会保障費の増大をもたらし，1980年には社会保障給付費は約25兆円（所得の約12%）となりました。

同時に高齢化のスピードの速さから高齢者の介護問題が老後の生活についての最大の不安要因となりました。1990年代のゴールドプランを経て，2000年には老人福祉と老人医療に分かれていた高齢者福祉制度を社会保険のしくみで再編成した「介護保険法」が施行されました。

2) 措置制度から契約制度へ

従来の社会福祉は，行政機関がサービス実施の可否，サービス内容，提供主体などを決定する措置制度の考え方で行われていましたが，介護保険制度はサービス利用者を中心に据えた利用者本位の考え方であり，利用者とサービス事業者の契約によりサービスが提供される契約制度へと考え方が変更されています。これを契機に，障害福祉サービスは措置制度から契約制度へと考え方やしくみが変更され，福祉サービスの担い手となる優秀な人材の養成・確保がこれまで以上に重要な課題となってきています。

3) 高齢化による国民医療費の増大とその対策

今日，国民医療費は増加の一途をたどり，2019（令和元）年度の国民医療費は約44.4兆円となり，その約6割を65歳以上の医療費が占めています（図1）。

高齢者人口の増加は止められません。高齢者にかかる医療費を削減するには，高齢者が要介護状態となることを予防することや要介護度を軽減させる，悪化を防止することを目的とした取り組みが必要で，特に生活機能の低下した高齢者・障害者に対しては，生活機能を見据えたリハビリテーション（re；再び + habilis；適した）が重要です。

リハビリテーションは，失われた身体機能の回復といった狭い意味にとられがちですが，人間らしく生きる権利の回復，すなわち全人間的復権を意味し，運動機能や栄養状態などの改善だけを目指すのではなく，心身機能・活動・参加のそれぞれの要素にバランスよくはたらきかけ，これによって日常生活の活動を高め，家庭や地域・社

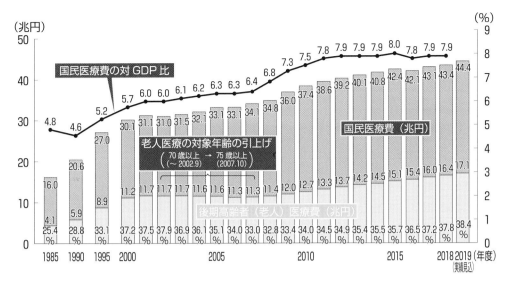

図1 国民医療費の推移

出典）厚生労働省資料令和3年度医療費の動向。

会での役割を果たし，一人ひとりの生きがいや自己実現を支援して，QOL の向上を目指すというとらえ方をすることが大切です。

4）ICF（国際生活機能分類）の考え方

心身に障害や支障のある人の生活機能のとらえ方として，国際生活機能分類（ICF：international classification of functioning, disability and health）（図2）モデルがあります。生活機能に大きな影響を与える背景因子（contextual factors）として，環境因子（environmental factors）と個人因子（personal factors）があり，機能障害→心

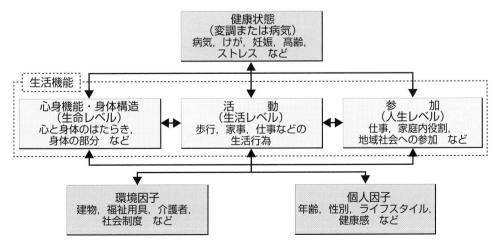

図2 ICF：国際生活機能分類

身機能・構造障害，能力障害→活動制限，社会的不利→参加制約と，それぞれが相互作用をもち関連しているという障害のとらえ方で，障害すなわち生活機能の全体像をつかむ方法として推奨されているものです。

③ 福祉における管理栄養士の役割

1）栄養ケア・マネジメント

近年，福祉は対象者の尊厳の保持を踏まえつつ，家族や生活とのつながりを保ちながら行われるべきであるという考え方にシフトしてきており，在宅福祉サービスを必要とする高齢者・障害者が増加してきています。

また，高齢者の低栄養が問題となってきており，2005年の介護保険制度改正では，介護保険施設における基本食事サービス費の廃止に伴い栄養ケア・マネジメント（NCM：nutrition care and management）が導入され，報酬上の評価（栄養マネジメント加算）も設けられました。これによって，管理栄養士がNCM業務遂行とマネジメントを担う栄養の専門職として位置付けられました。

高齢者や障害者の低栄養は，摂食嚥下機能や認知機能などさまざまな身体・精神機能の低下と関連しています。したがって，NCMによって栄養改善を図る際には，単にエネルギーと栄養素の補給に目を向けるだけでは足りません。食べることに関連する種々の徴候・症状を，対象者・介護者との円滑で信頼関係に基づいたコミュニケーションを行うことで的確に把握し，安定した食事摂取を確保する必要があります。その結果，食環境を含め適切に問題解決に努めることができ，QOLの向上や予後の改善に結び付けることができます。

2）在宅訪問管理栄養士制度の創設

今後わが国では，在宅での療養者や要介護者が増加し，在宅での栄養ケアサービスの需要が増大することが予測されますが，在宅訪問栄養食事指導を提供できる管理栄養士はまだ少ない状況です。在宅医療にかかわる多職種との連携がとれ，かつ在宅療養者の疾患・病状・栄養状態に適した栄養食事指導（支援）ができる管理栄養士を育成することを目標に，日本栄養士会と日本在宅栄養管理学会の認定による在宅訪問管理栄養士制度が2011年度にスタートしました。在宅訪問管理栄養士は，対象者やその介護者の立場や思いを理解し，最期まで口から食べることを支援できる管理栄養士で，また，対象者やその介護者が悔いを残さない療養生活を送るための食事・栄養の支援者でもあります。全国で在宅訪問管理栄養士のそのような支援が展開されていくことが期待されています。

1 地域共生社会と社会資源

1）地域共生社会

地域共生社会とは，制度・分野ごとの「縦割り」や「支え手・受け手」という関係を超えて，地域住民や地域の多様な主体が"我が事"として参画し，人と人，人と資源が世代や分野を超えて"丸ごと"つながることで，住民一人ひとりの暮らしと生きがい，地域をともにつくっていく社会と規定されています[1]（表1-1）。

管理栄養士は，地域共生社会の実現に向けて栄養・食事の視点から，地域課題を解決していきます。具体的には，配食サービス，デイサービス，サロン事業，まちの保健室をはじめとした地域住民の健康づくり，子育て支援，介護予防，認知症予防などにおいて，管理栄養士としての専門性の発揮が期待されています。

表1-1 「地域共生社会」の実現に向けて（当面の改革工程）【概要】

「地域共生社会」とは	◆制度・分野ごとの「縦割り」や「支え手・受け手」という関係を超えて，地域住民や地域の多様な主体が"我が事"として参画し，人と人，人と資源が世代や分野を超えて"丸ごと"つながることで，住民一人ひとりの暮らしと生きがい，地域をともに創っていく社会。	
改革の背景と方向性	公的支援の「縦割り」から"丸ごと"への転換	○個人や世帯の抱える複合的課題などへの包括的な支援。 ○人口減少に対応する，分野をまたがる総合的サービス提供の支援。
	"我が事"・"丸ごと"の地域づくりを育む仕組みへの転換	○住民の主体的な支え合いを育み，暮らしに安心感と生きがいを生み出す。 ○地域の資源を活かし，暮らしと地域社会に豊かさを生み出す。
改革の骨格	**地域課題の解決力の強化** ・住民相互の支え合い機能を強化，公的支援と協働して，地域課題の解決を試みる体制を整備。 ・複合課題に対応する包括的相談支援体制の構築。 ・地域福祉計画の充実。	**地域を基盤とする包括的支援の強化** ・地域包括ケアの理念の普遍化：高齢者だけでなく，生活上の困難を抱える方への包括的支援体制の構築。 ・共生型サービスの創設。 ・市町村の地域保健の推進機能の強化，保健福祉横断的な包括的支援のあり方の検討。
	地域丸ごとのつながりの強化 ・多様な担い手の育成・参画，民間資金活用の推進，多様な就労・社会参加の場の整備。 ・社会保障の枠を超え，地域資源（耕作放棄地，環境保全など）と丸ごとつながることで地域に「循環」を生み出す，先進的取組を支援。	**専門人材の機能強化・最大活用** ・対人支援を行う専門資格に共通の基礎課程創設の検討。 ・福祉系国家資格を持つ場合の保育士養成課程・試験科目の一部免除の検討。

出典）厚生労働省：「我が事・丸ごと」地域共生社会実現本部決定，平成29年2月7日，を抜粋して作成。

■ 2) 地域包括ケアシステムにおける医療・福祉

　地域包括ケアシステムとは，団塊の世代（全員）が 75 歳以上となる 2025 年を目途に，重度な要介護状態となっても住みなれた地域で自分らしい暮らしを人生の最期まで続けることができるよう，住まい・医療・介護・予防・生活支援が一体的に提供される体制の実現を目指すものです[2]（図 1-1・2）。

　医療サービスと介護サービス，さらに生活支援などを連携させた体制として 2014年に「医療介護総合確保推進法」が施行され，地域包括ケアシステムの構築が全国的に進められています。地域包括ケアシステムでは，介護が必要になる以前の介護予防

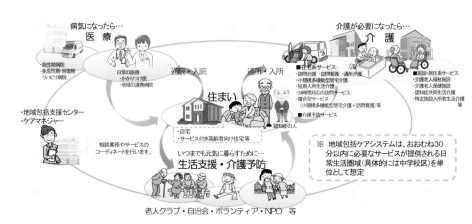

図 1 − 1　地域包括ケアシステムの姿

出典）平成 30 年度老人保健事業推進費等補助金　老人保健健康増進等事業：地域包括ケアシステムの深化・推進に向けた制度やサービスについての調査研究報告書，2019。

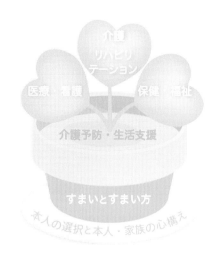

　地域包括ケアシステムは，大きく分けて①医療・看護，②介護・リハビリテーション，③保健・福祉，④介護予防・生活支援，⑤すまいとすまい方，の 5 つの要素で構成されている。

　図中の植木鉢では，医療や介護などの専門職が行うサービスは今後の需要増に備えて葉を大きく広げなければならないという意味である。

　また，専門職が専門性を発揮してサービスを提供するには，地域の高齢者が取り組む介護予防や，地域内の介護保険外のサービス，近隣住民の支えによる生活支援が充実していることが必要である。そのため，介護予防と生活支援は土に例えられている。

　介護サービスを充実させても，生活の基盤である住まいが確保されなければ安定した日々の暮らしは送れないので，住まいと住まい方は鉢として表されている。

　これらのサービスを受ける大前提として，本人（対象者）の選択が何より大切であり，本人と家族の心構えは，植木鉢を包む皿になっている。本人の意思を最も優先させるための，意思決定を支援する仕組が強化されている。

図 1 − 2　地域包括ケアシステムの 5 つの構成要素

出典）平成 28 年 3 月　地域包括ケア研究会報告「地域包括ケアシステムと地域マネジメント」。

を充実させることが重要な課題になっています。

　地域包括ケアシステムがうまく機能するためには，自助，共助，互助，公助の連携が不可欠で，さまざま生活課題を解決していくことが求められます（表1-2）。

表1－2　自助，共助，互助，公助

自助	住み慣れた地域に住み続けるためには，自らの健康に注意を払い，介護予防に積極的に取り組むことが重要である。 自費で介護保険外のサービスを利用することも自助のひとつと考えられる。
共助	制度化された相互扶助。医療や年金，介護保険や社会保険制度など，被保険者による相互負担で成立する制度も共助の概念に含まれる。
互助	個人的な関係性のある人どうしが助け合い，各々が直面している生活課題を互いが解決し合う自発的な支え合い。インフォーマル（非公的）な社会資源の活用といえる。
公助	上記3つでは対応できない経済的困窮などの問題に対応するための，生活保障制度や社会福祉制度。税による負担で成立し，生活保護のほか人権擁護や虐待対策なども該当。

2　地域診断と食生活支援

1）地域診断

　地域診断とは，介護予防を目的に地域包括支援センターが主体となって行い，対象となる地域についてのきめ細かい観察や客観的指標をとおして，地域ごとの問題・特徴を把握することをいいます。地域の健康課題が明確になり，重点対策地域が見えやすくなります。さらに，地域格差が明確になり，地域の健康課題を他部局や住民と共有し，住民の参加を得やすくなります。

　地域診断の流れは，課題と重点対象地域の設定 → 介入施策の立案 → プログラムの実施 → 効果評価 というサイクルで進めていきます。地域の実情は，人口構成，疾病構造，栄養に関する課題などに違いがありますし，課題解決のポイントとなる人や資金，組織および関連機関なども地域ごとに異なります。社会保障財源の課題もあり，専門職がすべての課題に対応するには，人的資源ならびに財源の点において困難を生じるため，地域の社会資源，人材活用が不可欠となります。

2）地域の社会資源

　地域の社会資源とは，連携や協力を得る組織・機関や特定の個人，あるいは活用する施設のような人的・物的資源です。人的資源とは，職種，人数，能力，スキルなどであり，物的資源とは，施設，資材，機材などです。主な社会資源を表1-3に示しました。

　地域により社会資源の内容・人員等は異なります。地域の「力」を把握し，マネジ

表1-3　地域保健プログラムにかかわる主な社会資源の例

1．保健医療福祉施設	【保　健】市町村保健センター，保健所 【医　療】医療機関（病院，診療所），薬局，医療保険者，国保連合会 【福　祉】地域包括支援センター，児童福祉施設（保育所を含む）， 　　　　　介護保険施設，社会福祉協議会
2．教育機関， 社会教育組織	【学校教育】幼稚園・小学校・中学校・高等学校・大学など，教育委員会 【社会教育】図書館，公民館，生涯学習センター，子ども会，婦人会，教育 　　　　　　委員会
3．保健医療専門職	医師，歯科医師，薬剤師，看護師，保健師，管理栄養士，理学療法士， 介護福祉士，介護支援専門員
4．住民の自治組織， ボランティア組織	【住民の自治組織】自治会，町内会 【ボランティア組織】食生活改善推進員，保健推進員， 　　　　　　　　　その他のボランティア団体
5．マスメディア，企業	【マスメディア】新聞社，テレビ・ラジオ局，ケーブルテレビ局，ミニコミ誌， 　　　　　　　インターネット 【企　業】健康関連企業，食品企業
6．健康づくり関連施設	運動場，体育館，公園・遊歩道，スポーツクラブ
7．食料生産・食品関係	生産者組合（農業，漁業，畜産業など），飲食店組合，スーパーマーケット， コンビニエンスストア

出典）吉池信男編著：公衆栄養学−栄養政策，地域栄養活動の理論と展開．第一出版，2019.

メントサイクルに活かすことが必要です。特に地域のボランティア組織には，地域住民の課題への対応を見据えた活動をその目的としているものがあり，これを社会資源として活用することも有効です。

　社会資源である各組織，機関，個々人と良好な協力関係を築くためにも，情報交換の場は必須であり，日頃から顔の見える関係にあることが，良好なマネジメントサイクルの構築に重要です。また，地域課題解決に向けては，すでに存在している社会資源の利用だけでなく，将来生じうる課題にも対応するため，地域に不足している社会資源は何かを検討し，新たな社会資源の発掘や新たな地域リーダーおよび新たな住民互助の発掘も同時に進めていくべきです。

■ 3）栄養ケア・ステーション

　「健康日本21（第二次）」（2012年）では，「健康づくりに関して身近で専門的な支援・相談が受けられる民間団体の活動拠点数の増加」を掲げ，2022年に健康サポート拠点数を15,000か所とすることを目標としています（2012年の参考値は7,134）。2015年度の拠点数は13,404（参考値）であり順調に推移しているといえます。

　この健康サポート拠点として，栄養ケア・ステーション（以下，栄養CS）も推奨されており，2002年から（公社）日本栄養士会が商標登録し，地域に顔の見える管理

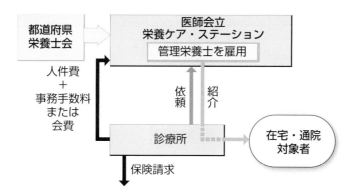

図1-3 医師会立栄養ケア・ステーションの概要

栄養士・栄養士を増やし，国民が身近な場所でいつでも気軽に食生活や栄養に関する支援や相談を受けられるようにすることを目的に設置を推進しています。

2008年からは都道府県栄養士会栄養CSが進行し，2018年4月より地域密着型の認定栄養CSとしてスタートしました。日本栄養士会では，リサーチセンター，都道府県栄養士会がケア・ステーションとセンターの両面をもち，その地域特性などに見合った活動の中心を担っています[3]。認定栄養CSは，地域密着型（顔の見える）での管理栄養士・栄養士の事業活動を行うこととしており，医療機関（病院・クリニック・歯科クリニック），福祉施設，大学などの研究教育機関，薬局，コンビニエンスストアおよびスーパーマーケット，配食サービスなどの11の指定業務があります。それぞれが事業のひとつとして設置することもできます。

特に医療型栄養CSとして医師会立栄養CSの設置を推進しており，医師会立認定栄養CSでは，図1-3に示すようなサービスの流れで入院時や外来時の栄養食事指導，在宅訪問栄養食事指導，介護保険制度における居宅療養管理指導を行っています。

栄養ケアが必要な対象者について，①医師が在宅訪問栄養食事指導の依頼を医師会立栄養CSへ依頼→②医師会立栄養CSでは登録している管理栄養士へ連絡→③登録している管理栄養士を医師へ紹介→④管理栄養士と雇用契約を結ぶ，という流れです。

栄養CSの管理栄養士も，ICT（information and communication technology：情報通信技術）のひとつであるMCS（メディカルケアステーション）を多職種との連携に活用し，対象者の基本情報の閲覧や意見の交換を行っています。

4）配食サービス

適切な栄養ケアに基づく配食サービスを地域の共食の場に活用することにより，地域高齢者の低栄養・フレイル予防にも資する効果的かつ効率的な健康支援の広がりが期待され[4]，物のサービスと人のサービスが融合した健康支援型配食サービスの活用

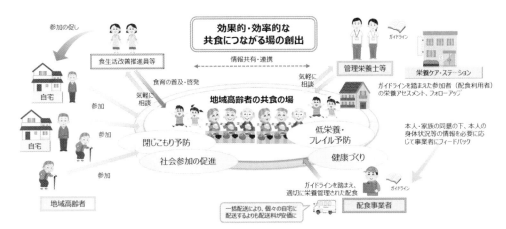

図 1 - 4　地域高齢者の共食の場における「健康支援型配食サービス」の活用イメージ
出典）厚生労働省健康局健康課栄養指導室：栄養施策の動向について―自治体での政策立案に向けて―，2020。

イメージが示されています（図 1-4）。

　2017 年 3 月，「地域高齢者等の健康支援を推進する配食事業の栄養管理に関するガイドライン」が，わが国として初めて整備されました。ここで，献立作成や配食利用者に対する注文時のアセスメントと継続時のフォローアップについては，管理栄養士または栄養士（栄養 CS 等，外部の管理栄養士含む）が担当することを推奨しています。

3　地域包括ケアシステムにおける多職種連携

1）多職種の職能・役割

　地域包括ケアシステム構想では，対象者とその介護者を中心とした多職種連携が重要なキーワードとなります。各地域の地域包括ケアシステムの実情により職種は異なることが考えられますが，各職種の役割の概要を表 1-4 に示します。連携する職種として，ほかにも福祉住宅コーディネーター，福祉用具専門相談員などがあります。また，地域課題を解決するためには，共助の視点からも地域住民の存在は欠かせません。

　対象者および介護者の生活状況は変化します。変化に応じた支援も多職種連携には求められます。つまり，サービスや支援にかかわる職種のウエイトも時により変化します。大切なことは，異なるスキルを有する多職種がチームの一員としてのポジションを常に確認すること，チームの構成員で情報を共有すること，そして，目標を共有し対象者および介護者のニーズに合わせて連携した支援をすることです。

表1－4　地域包括支援システムにかかわる多職種の主な職務内容

職　種	職　務　内　容
医　師	対象者は，ひとつの疾患だけでなく複数の疾患を有していることが多い。 医師は，治療方針の決定，治療そして経過観察を行う。
歯科医師	対象者にとって口腔状態は，摂食嚥下に多大な影響を及ぼす。また，高齢者は，義歯の適合の有無が食欲・食事摂取量に影響する。 歯科医師は，虫歯・歯周病の予防および治療，義歯の調整を行う。
管理栄養士	対象者の栄養状態は，感染症のリスク，合併症，免疫力，ADL(日常生活動作)，死亡率等に影響する。 管理栄養士は，対象者の栄養評価を行い，栄養状態の評価・判定（栄養診断）をする。そして，栄養課題改善のための栄養計画を作成し，栄養補給方法，食事形態の調整，食品の調達・保管，調理方法について対象者および介護者に対して具体的に助言指導をする。 ホームヘルパーがかかわっている対象者に対しては，ホームヘルパーに対しての助言指導も行う。特に，疾患等により栄養素の調整が必要な場合，また，摂食嚥下障害により物性の調整が必要な場合には，実技を取り入れた助言を行うと効果的である。
介護支援専門員 （ケアマネジャー）	介護を必要とする対象者に対してケアプラン（介護サービス計画）の作成や介護サービスの調整を行う。
看護師	疾病および病状の経過を確認する。排尿・排便等の健康状態を確認し，看護を実践する。医療機器の使用状況について確認する。
薬剤師	服薬管理および服薬方法についての支援を行う。特に食品との相互作用がある薬剤を服用の場合は，管理栄養士との連携が大切となる。
理学療法士	機能訓練，運動訓練を実施する。住宅改修の相談・支援に応じる。
作業療法士	作業の機能回復訓練をする。個人に合わせて自助具の作製などをする。
言語聴覚士	発語訓練をする。嚥下機能回復訓練をする。
社会福祉士	家族，介護者等の受け入れ状況，経済状況などを踏まえ，生活全体の支援をする。公的サービスの紹介，社会資源を紹介する。
介護福祉士	食事・排せつ・入浴・着脱などの ADL への介護を実践する。
ホームヘルパー	掃除や食品の購入のサポートおよび食事づくりを支援する。

2）医療における多職種連携

　医療・介護の現場では，医師，看護師，管理栄養士のほか多くのスタッフが対象者のケアに当たっています。多職種が業務を分担しつつ相互に連携することにより，より質が高く，安心・安全な医療・介護を提供できます。現在，医療の現場ではさまざまな多職種が連携している医療チームが形成されています。その中で，管理栄養士は，栄養ケアの専門職として専門性を発揮することが期待されています。

（1）栄養サポートチーム；NST

　栄養サポートチーム（NST：nutrition support team）は，わが国では1998年頃からその意義と必要性が提唱され，2010年4月の診療報酬改定において栄養サポートチー

ム加算が新設されました。チームの構成メンバーは，所定の研修を受けた医師，看護師，管理栄養士，薬剤師が専従スタッフとして必須で，管理栄養士は新設当時から中心的な存在となっています。栄養サポートチームの役割の具体的な内容は以下のとおりです。

・栄養ケアが必要なリスクのある対象者の早期発見（栄養スクリーニング）。
・適切な栄養評価を行い，栄養状態の評価・判定（栄養診断）を行う。
・栄養状態の評価・判定（栄養診断）に基づく栄養治療計画を決定し栄養ケアを実施する。
・栄養ケア実施中は，栄養ケアがスムーズに進んでいるか，また，変更の必要がないかをモニタリングし，必要であれば栄養治療計画を修正する。

（2）その他の医療チーム

その他の多職種連携としては，以下にあげる医療チームがありますが，チームを構成する職種は，医療機関により異なります。

① 褥瘡対策チーム　褥瘡の予防そして治療を目的とし，医師，看護師，管理栄養士，薬剤師等で構成されます。

② 摂食嚥下チーム　摂食嚥下障害患者の支援と経口摂取への移行を進めるために，医師，歯科医師，看護師，言語聴覚士，管理栄養士等で構成されます。

③ 感染症予防チーム　感染症予防対策を進めるために，医師，看護師，薬剤師，検査技師，管理栄養士等で構成されます。

（3）カンファレンス，回診

各チームでは，週1回の頻度でカンファレンスや回診を行います。カンファレンスとは，対象者の病態や治療計画，治療方法について，各医療チームで検討することです。管理栄養士は，対象者の栄養状態や食事摂取状況などの問題点を示し，栄養ケアの提言を行い，多職種で問題の解決を図ります。回診では，チームで対象者のベットサイドに出向き，一人ひとりの状態を確認し，今後の目標を決めます。

3）介護における多職種連携（個別栄養管理制度）

介護の場でも多職種が連携している介護チームが形成されています。栄養関連の多職種連携は，2005年に初めて介護保険施設において導入された管理栄養士を中心とした対象者の個別栄養管理の制度です。この制度の背景には，要介護状態にある高齢者には，低栄養状態が高い割合でみられることが報告されたことがあります[5]。低栄養状態は，入院日数の延長，ADL低下，感染症の増加，死亡率の増加に影響を及ぼしており，その解決には，管理栄養士を中心とした多職種協働による栄養ケアの必要性が強調され，介護報酬で栄養マネジメント強化加算として評価されます。

具体的には，対象者の低栄養状態をリスクで分類し，リスクのある者に対して，多

職種協働によるアセスメントを行い，対象者個々人に合った栄養計画を作成し栄養改善サービスを行うものです。対象者の栄養状態には，嗜好だけでなく，疾患，口腔の問題（痛み，義歯不適合，口渇，味覚低下など），摂食嚥下に関すること，下痢，便秘，浮腫，脱水，発熱，家計なども影響します。また，認知症により食べること自体に困難を生じているケースも多く，医師，歯科医師，看護師，管理栄養士，理学療法士，作業療法士，言語聴覚士，社会福祉士，介護福祉士などのチームによる支援が不可欠です。

　高齢者には，摂食嚥下障害による栄養補給法に関する課題も多く，これらについても多職種連携で対応を行います。介護報酬では，経管栄養法により栄養摂取をしている対象者に対する経口摂取に向けた支援を評価する経口移行加算，誤嚥が認められる対象者に対して，経口維持の支援を行うことを評価する経口維持加算の算定が可能です。いずれも，対象者の安全な食事摂取に向けてミールラウンド（食事観察）を医師，歯科医師を中心とした多職種チームで行い，医師・歯科医師の指示に基づき管理栄養士等が栄養管理を行い，その人らしさ，QOLの維持・向上に向けてのサポートを行います。

■ 4) 地域ケア会議，サービス担当者会議

　地域ケア会議は，地域包括ケアシステムの実現に向けた手法として市町村や地域包括支援センターが開催する会議体です。①個別課題解決機能，②ネットワーク構築機能，③地域課題発見機能，④地域づくり・資源開発機能，⑤政策形成機能の5つが有機的に関連をもちながら実施される会議です（第5章3.4）参照）。会議の名称は，その機能により①，②，③については主に地域包括支援センター主催による地域ケア個別会議と称し，④と⑤については検討内容によって地域包括支援センターまたは市町村主催による地域ケア推進会議と称して開催されます。

　サービス担当者会議は，介護支援専門員を介し，対象者と介護者，各サービス機関がケアについて共通の理解をもち，互いの連携をスムーズにして，よりよい支援方法を検討する会議です（表1-5）。

　今後は，これまで以上に生活の場での療養，自分らしい生活が継続できる支援が必要です。そのためには，医療や介護施設の現場における多職種連携によるチーム支援を在宅へと切れ目なく継続させていくことが重要で，それを実現するための情報交換，情報共有，目標の共通理解の場となるのが地域ケア会議やサービス担当者会議です。そして，地域ケア会議やサービス担当者会議で中心的な役目を果たすのは地域包括支援センターです。地域包括支援センターは，市町村が設置主体であり，保健師，社会福祉士，介護支援専門員等によりチームアプローチを行っています。

表1−5 地域ケア会議とサービス担当者会議との相違点

項　目	地域ケア会議（個別ケース検討）	サービス担当者会議
開催主体	地域包括支援センターまたは市町村	介護支援専門員（契約が前提）
目　的	・ケース当事者への支援内容の検討 ・地域包括支援ネットワーク構築 ・自立支援に資するケアマネジメント支援 ・地域課題の把握など	・利用者の状況等に関する情報共有 ・サービス内容の検討および調整など
根　拠	・地域支援事業の実施について 　（厚生労働省老健局長通知） ・地域包括支援センターの設置運営について 　（厚生労働省老健局振興課長ほか連名通知）	・「指定居宅介護支援等の事業の人員 　及び運営に関する基準」（第13条 　第9号）
参加者	行政職員, センター職員, 介護支援専門員, 介護サービス事業者, 保健医療関係者, 民生委員, 住民組織, 本人・家族等	・居宅サービス計画の原案に位置付けた指定居宅サービス等の担当者, 主治医, インフォーマルサービスの提供者, 本人・家族等
内　容	サービス担当者会議で解決困難な課題等を多職種で検討 （例） ・支援者が困難を感じているケース ・支援者が自立を阻害していると考えられるケース ・支援が必要だがサービスにつながらないケース ・権利擁護が必要なケース ・地域課題に関するケース	・サービス利用者の状況等に関する情報の担当者との共有 ・当該居宅サービス計画原案の内容に関する専門的見地からの意見聴取

出典）厚生労働省：地域ケア会議運営マニュアル，2013。

■ 5） 医療機関・福祉施設の連携

（1） 地域医療連携室

　病院ごとにさまざまな名称が用いられていますが，医療機関と福祉施設との連携において重要な役割を果たすのが地域医療連携室です。地域医療連携室は，病院と他の病院または医院・診療所，他の施設をつなぐ部署です。

　対象者が医療機関にスムーズに受診・入院できるように，また，医療機関から退院や転院をする際にも，医療機関と介護施設との連携，そして，在宅で受けられる支援などを行政につなぐ役割を担っています。具体的には，病院が中心となった医療連携，病院・診療所・介護施設等の連携，診療所が中心となった医療連携などがあります。従来は，医療機関と介護施設との連携が中心でしたが，地域包括ケアシステムの構築により，従来の枠を超えた施設および地域との連携が重要になってきます。

（2） 地域包括支援システムにおける在宅医療・介護

　地域包括ケアシステムにおいては，在宅医療・介護の推進の方向性として，図1-5に示すようなイメージの構築が考えられています。

　疾病を罹患しても自宅などの住み慣れた生活の場で療養し，自分らしい生活を続け

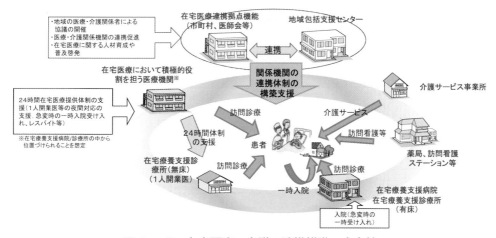

図1－5　在宅医療・介護の連携推進の方向性

出典）厚生労働省老健局老人保健課：在宅医療・介護連携推進事業について，2016。

られるためには，地域における医療・介護の関係機関が連携して，包括的かつ継続的な在宅医療・介護の提供を行うことが必要です。在宅療養を支える関係機関としては，地域の医療機関，在宅療養支援病院・診療所，訪問看護事業所，介護サービス事業所などがあります。これらの機関の連携により，継続的で良質な医療・介護の提供が可能となります。

（3）医療機関・福祉施設・在宅の連携における栄養情報の共有

　医療機関，福祉施設さらに在宅療養の連携では，栄養関連の情報を共有します。2018年度の診療報酬改定では医療機関と福祉施設での栄養連携が報酬評価の対象とされ，特に，退院時の共同指導や，転出先等への栄養管理の情報提供の必要性が強調されました。

　① 退院時の共同指導　　入院中の対象者が退院後に安心して療養生活を送ることができるよう，関係機関間の連携を推進するため，医師，看護師等，薬剤師，管理栄養士，理学療法士，作業療法士，言語聴覚士，社会福祉士が共同指導する場合も診療報酬での評価の対象となっています[6]。これにより，対象者の再入院の予防が期待されています。

　② 転院先等への栄養管理の情報提供　　入院中の栄養管理に関する報告書を管理栄養士が作成し，転院先等（医療機関，介護保険施設等）に提供している病院は約3割，また，転院先等への栄養管理の情報提供として多いのは，摂食嚥下機能低下，経管栄養，低栄養等の対象者に関するものであることが報告されています[7]。

　③ 栄養情報提供に必要な内容　　栄養管理・栄養指導等の経過，栄養管理上の注意点と課題，栄養評価として身体計測（体重，体重変化，BMI，下腿周囲長，握力），身体所見（食欲低下，消化器症状，味覚障害，褥瘡，浮腫，嚥下障害，咀嚼障害），

検査，１日栄養量（必要栄養量，摂取栄養量：エネルギー，たんぱく質，食塩，水分），栄養補給法，食事回数，食種，食事形態（主食種類，副食形態，嚥下調整食，とろみ調整食品の使用），その他影響する問題点，禁止食品，退院時栄養設定の詳細等となっています（図1-6）。

看護及び栄養管理等に関する情報（2）

患者氏名		
入退院日	入院日：　年　月　日	退院日：　年　月　日

栄養管理に関する情報

栄養管理・栄養指導等の課題						
栄養管理上の注意点と課題						
評価日	年　月　日	過去（　週間）の体重変化	増加・変化なし・減少：（　kg　g）			
身体計測	体重　kg　測定日（　/　）	BMI　kg/m²	下腿周囲長　cm　・不明	握力　kg　・不明		
身体所見	食欲低下	無・有・不明（　）	消化器症状	無・有（嘔気・嘔吐・下痢・便秘）・不明		
	味覚障害	無・有・不明（　）	褥瘡	無・有（胸水・腹水・下肢）・不明		
	浮腫	無・有（胸水・腹水・下肢）・不明	その他			
	嚥下障害	無・有	特記事項			
	咀嚼障害	無・有				
検査・その他	過去１か月以内 Alb 値（　）g/dL　・測定なし	その他				
１日栄養量	エネルギー	たんぱく質	食塩	水分	その他	
必要栄養量	（　）kcal/標準体重 kg （　）kcal/現体重 kg	（　）kcal/標準体重 kg （　）kcal/現体重 kg	g	mL		
摂取栄養量	（　）kcal/標準体重 kg （　）kcal/現体重 kg	（　）kcal/標準体重 kg （　）kcal/現体重 kg	g	mL		
栄養補給法	経口・経腸（経口・経鼻・胃瘻・腸瘻）・静脈	食事回数：　回 /日	朝・昼・夕・その他（　）			

退院時食事内容

食種						
食事形態	主食種類	朝	米飯・軟飯・全粥・パン・その他（　）	量		g/食
		昼	米飯・軟飯・全粥・パン・その他（　）			g/食
		夕	米飯・軟飯・全粥・パン・その他（　）			g/食
	副食形態	常菜・軟菜・その他（　）＊）自由記載：例　ペースト				
	嚥下調整食	不要・必要	コード（嚥下調整食の場合は必須）0j・0t・1j・2-1・2-2・3・4			
	とろみ調整食品の使用	無・有	種類（製品名）	使用量（gまたは包）	とろみの濃度	
					薄い／中間／濃い	
その他影響する問題点		無・有				
禁止食品	食物アレルギー	無・有	乳・乳製品・卵・小麦・そば・落花生・えび・かに・青魚・大豆 その他・詳細（　）			
	禁止食品（治療，服薬，宗教上などによる事項）					

退院時栄養設定の詳細

栄養素	補給量	エネルギー	たんぱく質（アミノ酸）	脂質	炭水化物（糖質）	食塩	水分	その他
	経口（食事）	kcal	g	g	g	g	mL	
	経腸	kcal	g	g	g	g	mL	
	静脈	kcal	g	g	g	g	mL	
	経口飲水							
	合計	kcal	g	g	g	g	mL	
	（現体重当たり）	kcal/kg	g/kg					

経腸栄養詳細	種類	朝：	昼：	夕：
	量	朝：　mL	昼：　mL	夕：　mL
	投与経路	経口・経鼻・胃瘻・腸瘻・その他（　）		
	投与速度	朝：　mL/h	昼：　mL/h	夕：　mL/h
	追加水分	朝：	昼：	夕：
静脈栄養詳細	種類・量			
	投与経路	末梢・中心静脈		
備考				

図１－６　栄養情報提供書（厚生労働省による様式例）

管理栄養士が行う訪問栄養食事指導には，介護保険による居宅療養管理指導と，医療保険による在宅患者訪問栄養食事指導があります。居宅療養管理指導は，要介護状態区分が決定している人が対象となります。なお，医療保険と介護保険の両方に該当する場合は，介護保険が優先されます。

1 介護保険制度と在宅栄養支援

1）介護保険制度

介護保険制度は，高齢化の進展に伴う介護を必要とする高齢者の増加，核家族化，介護者の高齢化などの家族の状況の変化を踏まえ，要介護高齢者を社会全体で支え合うしくみとして，2000年4月に導入されました（図2-1）。

（1）介護保険制度のしくみ

介護保険における介護サービスの提供は，介護を必要とする高齢者の身の回りの世話を漠然と行うのではなく，要介護状態などの軽減や悪化を防止できるよう，高齢者の自立を支援することを目的としています。また，被保険者（利用者）の心身の状態

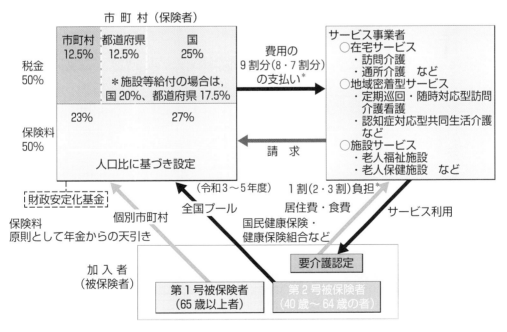

＊一定以上所得者については，費用の2割負担または3割負担。

図2－1　介護保険制度のしくみ

表2－1　介護給付の種類

介護給付	・居宅介護サービス費　　　・居宅介護サービス計画費（ケアマネジメント） ・施設介護サービス費		
予防給付	・居宅支援サービス費　　　・特例居宅支援サービス費　　　・居宅支援福祉用具購入費 ・居宅支援住宅改修費　　　・居宅支援サービス計画費　　　・特例居宅支援サービス計画費 ・高額居宅支援サービス費		
特別給付	要介護者に対して行う介護保険制度上の保険給付であることから，要介護状態の軽減もしくは悪化の防止または要介護状態となることの予防に資する保険給付。		

や環境などに応じて，利用者の選択に基づき，多様な事業者または施設から保険医療サービスと福祉サービスを総合的に提供できるように配慮されています。

　介護保険は市町村が保険者となり，40歳以上の被保険者は保険料を市町村に納め，要介護認定を受けた際に介護サービス等の保険給付を受けられます。40歳未満の人でも，特定疾病（表2-3参照）に該当する場合は，介護サービスの対象となります。

（2）介護保険給付

　介護保険における保険給付（サービス）とは，被保険者に保険事故が発生したときに給付されるサービスで，被保険者は保険給付を受ける権利を有します。給付は，①要介護状態の軽減，悪化の防止，予防の重視，②被保険者の選択によるサービスの総合的・効率的な提供，③在宅における自立した日常生活の重視，という基本理念で行うこととされています。給付の種類は，①介護給付（要介護者），②予防給付（要支援者），③特別給付（市区町村が条例で定める），の3種類です（表2-1）。

（3）介護保険施設

　介護保険施設は，介護保険サービスとして利用できる居住型の介護施設のことで，①特別養護老人ホーム（特養），②介護老人保健施設（老健），③介護医療院，の3つのタイプがあります（表2-2）。対象者は，要介護認定を受けた65歳以上または特定疾病により介護を必要とする40～64歳の要介護者です。

■ 2）居宅療養管理指導の算定要件

（1）居宅療養管理指導の担当職と対象者

　居宅療養管理指導は，指定居宅療養管理指導事業所（病院，診療所，薬局）の医師，歯科医師，薬剤師，管理栄養士，歯科衛生士が，通院困難な要介護状態の対象者（介護保険制度において要介護1～5の認定を受けた65歳以上の人，または介護保険に加入している40～64歳で特定疾病により要介護認定を受けた人）の同意を得て居宅を訪問し，心身の状況や置かれている環境などを把握したうえで，可能な限りその居宅において，有する能力に応じた，自立した日常生活を営むことができるよう，療養

表2－2　介護保険施設の種類と特徴

種　類	運営主体	入居対象者・特徴
特別養護老人ホーム（特　養）	主に社会福祉法人	・要介護3〜5（中重度）の認定者。 ・日常生活に必要な介護を中心に，レクリエーションやリハビリテーションなどのサービスを提供。
介護老人保健施設（老　健）	医療法人社会福祉法人	・要介護1〜5の認定者。 ・入居期間は3か月〜1年程度，一定期間で退去することが前提。 ・医師や看護師，リハビリテーションスタッフなどが配置され，日常の生活支援のほか医療ケアや手厚いリハビリテーションを提供し，在宅復帰を目指す。
介護医療院	医療法人社会福祉法人	・要介護1〜5の認定者の長期療養・生活施設。 ・2018年に廃止が決定した「介護療養型医療施設（療養病床）」*の役割を引き継ぐ施設。主に医療ケアを行っていた介護療養型医療施設の役割に加えて，生活支援も重視して行う。

＊：介護療養型医療施設（療養病床）は，2024年3月までに「介護医療院」に転換される予定。

上の管理・指導・助言等を行い，対象者の療養生活の向上を図るものです。

　医師，歯科医師以外の職種が指導を行う場合には，計画的な医学的管理を行っている医師，歯科医師の指示に基づき実施することとなります。管理栄養士が居宅療養管理指導を行うのは，医師が特別食（表2-6参照）の必要性を認めた対象者または低栄養状態であると医師が判断した対象者です。管理栄養士が対象者の居宅を訪問し，作成した栄養ケア計画を対象者または介護者等に対して交付して，栄養ケア計画に従った栄養ケアにかかわる情報提供および指導または助言を30分以上行います。請求明細書の摘要欄に訪問日を記入します。

（2）栄養ケア計画

　居宅療養管理指導にかかわる指示を行った医師は，訪問診療の結果等に基づき指示した内容の要点を記載し，共同で作成した栄養ケア計画を添付する等により保存します。また，栄養ケア計画に基づき，実際に居宅療養管理指導を行う管理栄養士に対して指示等を行い，指示等の内容の要点を記載します。さらに，栄養ケア計画の見直しに当たっては，管理栄養士の報告を受け，医師の訪問診療の結果等に基づき，指示した内容の要点を記載し，共同で作成した栄養ケア計画を添付する等により保存します。なお，当該記載および添付については，医療保険の診療録に記載および添付することとしてもよいのですが，記載については，下線または枠で囲う等により，他の記載と区別することとします。

（3）居宅療養管理指導の評価

　居宅療養管理指導は，訪問人数（単一建物居住者数）等に応じて評価され，管理栄養士が行う場合は，月2回を限度として，所定単位数を算定します。また，管理栄養士は常勤である必要はなく，要件に適合した指導が行われていれば非常勤でも算定で

① 栄養スクリーニング	対象者の低栄養状態のリスクを把握する。
⇩	
② 栄養アセスメント	栄養スクリーニングを踏まえ，対象者の解決すべき課題を把握する。
⇩	
③ 栄養状態の評価・判定（栄養診断）	
⇩	
④ 栄養ケア計画の作成	栄養アセスメントを踏まえ，医師，歯科医師，看護師，薬剤師

その他の職種の者と共同して，解決すべき事項に対し関連職種が共同して取り組むべき次の事項等を記載した栄養ケア計画を作成する。
　　・対象者ごとに摂食嚥下機能および食形態にも配慮された栄養補給に関する事項
　　　（栄養補給量，補給方法等）。
　　・栄養食事相談に関する事項（食事に関する内容，対象者または介護者が主体的に取り
　　　組むことができる具体的な内容および相談の実施方法等）。
　また，作成した栄養ケア計画については，居宅療養管理指導の対象となる対象者または
その介護者に説明し，その同意を得る。

⇩

⑤ 対象者への情報提供， 　相談・助言， 　計画の修正	栄養ケア計画に基づき，対象者に栄養ケアにかかわる必要な情報提供および栄養食事相談または助言を実施するとともに，栄養ケア計画に実施上の問題（栄養補給方法の変更の必要性，関

連職種が共同して取り組むべき事項の見直しの必要性等）があれば直ちに当該計画を修正
する。

⇩

⑥ 介護支援専門員への 　情報提供	他のサービス等において食生活に関する配慮等が必要な場合には，当該対象者にかかわる居宅療養管理指導の指示を行った医

師を通じ，介護支援専門員に対して情報提供を行う。

⇩

⑦ モニタリング	対象者ごとに栄養ケアの提供内容の要点を記載する。なお，交

付した栄養ケア計画は栄養ケア提供記録に添付する等により保存する。なお，サービスの
提供の記録において対象者ごとの栄養ケア計画に従い管理栄養士が対象者の状態を定期的
に記録する場合は，当該記録とは別に管理栄養士の居宅療養管理指導費の算定のために対
象者の状態を定期的に記録する必要はないものとする。

⇩

⑧ 計画の見直し	対象者について，おおむね4か月を目処として，低栄養状態の

リスクについて栄養スクリーニングを実施し，医師の指示のもとに関連職種と共同して当
該計画の見直しを行う。

⇩

⑨ 記録，保存	対象者ごとに栄養ケアの提供内容の要点を記載する。なお，交

付した栄養ケア計画は栄養ケア提供記録に添付する等により保存する。
　なお，サービスの提供の記録において対象者ごとの栄養ケア計画に従い管理栄養士が対
象者の状態を定期的に記録する場合は，当該記録とは別に管理栄養士の居宅療養管理指導
費の算定のために対象者の状態を定期的に記録する必要はないものとする。

図2－2　管理栄養士の行う居宅療養管理指導のプロセス
出典）平成12年3月1日日老企画36号厚生省老人保健福祉局企画課長通知をもとに加筆作成。

きます。

　居宅療養管理指導は，支給限度基準額の対象サービスではないため，介護支援専門員（ケアマネジャー）が作成するケアプランがなくても実施できます。また，介護支援専門員を介さなくても行えますが，在宅介護サービスを利用している人を対象とする場合は，担当の介護支援専門員と連携を図りながら行います。

3）居宅療養管理指導のプロセス

　管理栄養士の行う居宅療養管理指導については，具体的には図2-2に示す①～⑨のプロセスで実施します。

2　要介護認定と介護保険サービス

1）基本チェックリストによる判定

　家事や身支度などの日常生活に支援が必要な場合には，介護保険制度によって，介護の必要度に応じた介護サービスを受けることができます。介護サービスの利用に当たっては，市町村の窓口や地域包括支援センターで相談し，介護認定の申請を行います。

　要支援相当のサービスの利用を希望する場合は，迅速に判定するための基本チェックリスト（運動機能，栄養状態，口腔機能，閉じこもり，認知機能，うつ病の可能性に関する25項目）の質問を受けることとなります（図2-3）。基本チェックリストによる判定は，介護保険の申請窓口において，65歳以上の被保険者を対象に実施され，介護予防・日常生活支援総合事業の対象者と判定された場合は，要介護認定を受けなくても，介護予防ケアマネジメントによりサービスを利用することができます。介護予防ケアマネジメントは，地域包括支援センターが中心となって実施されます。

　要介護認定を受けた場合は，要介護状態区分が決定した後，居宅介護支援事業所の介護支援専門員（ケアマネジャー）がケア計画を作成するとともに，介護保険サービスに関する連絡調整を行います。

2）要介護認定のしくみ

　要介護認定は，介護保険に加入している人が介護保険サービスを受けるために，どのような介護がどの程度必要かを客観的に判定するためのものです（図2-4）。

　要介護認定は，市町村の認定調査員による心身の状況調査（認定調査）および主治医意見書に基づくコンピュータ判定（一次判定）によって行われます。

基本チェックリスト

No.	質　問　項　目	回　　答	
1	バスや電車で一人で外出していますか	0　はい	1　いいえ
2	日用品の買い物をしていますか	0　はい	1　いいえ
3	預貯金の出し入れをしていますか	0　はい	1　いいえ
4	友人の家を訪ねていますか	0　はい	1　いいえ
5	家族や友人の相談にのっていますか	0　はい	1　いいえ
6	階段を手すりや壁をつたわらずに昇っていますか	0　はい	1　いいえ
7	椅子に座った状態から何もつかまらずに立ち上がっていますか	0　はい	1　いいえ
8	15分くらい続けて歩いていますか	0　はい	1　いいえ
9	この1年間に転んだことがありますか	1　はい	0　いいえ
10	転倒に対する不安は大きいですか	1　はい	0　いいえ
11	6か月間で2～3kg以上の体重減少がありましたか	1　はい	0　いいえ
12	身長＝　　　cm　　体重＝　　　kg　　（BMI＝　　　　）（注）		
13	半年前に比べて固いものが食べにくくなりましたか	1　はい	0　いいえ
14	お茶や汁物等でむせることがありますか	1　はい	0　いいえ
15	口の渇きが気になりますか	1　はい	0　いいえ
16	週に1回以上は外出していますか	0　はい	1　いいえ
17	昨年と比べて外出の回数が減っていますか	1　はい	0　いいえ
18	周りの人から「いつも同じことを聞く」などの物忘れがあると言われますか	1　はい	0　いいえ
19	自分で電話番号を調べて，電話をかけることをしていますか	0　はい	1　いいえ
20	今日が何月何日かわからない時がありますか	1　はい	0　いいえ
21	（ここ2週間）毎日の生活に充実感がない	1　はい	0　いいえ
22	（ここ2週間）これまで楽しんでやれていたことが楽しめなくなった	1　はい	0　いいえ
23	（ここ2週間）以前は楽にできていたことが今ではおっくうに感じられる	1　はい	0　いいえ
24	（ここ2週間）自分が役に立つ人間だと思えない	1　はい	0　いいえ
25	（ここ2週間）わけもなく疲れたような感じがする	1　はい	0　いいえ

（注）　BMI（体重（kg）÷身長（m）÷身長（m））が18.5未満の場合に該当とする

【事業該当者に該当する基準】
① No.1～20までの20項目のうち10項目以上に該当　　　　（複数の項目に支障）
② No.6～10までの5項目のうち3項目以上に該当　　　　　（運動機能の低下）
③ No.11～12の2項目のすべてに該当　　　　　　　　　　（低栄養状態）
④ No.13～15までの3項目のうち2項目以上に該当　　　　（口腔機能の低下）
⑤ No.16～17の2項目のうちNo.16に該当　　　　　　　　（閉じこもり）
⑥ No.18～20の3項目のうちいずれか1項目以上に該当　　（認知機能の低下）
⑦ No.21～25の5項目のうち2項目以上の該当　　　　　　（うつ病の可能性）

図2－3　基本チェックリスト

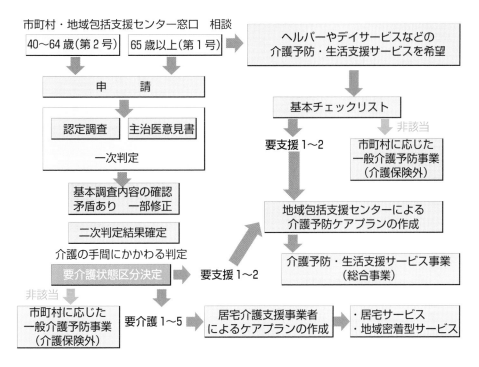

図２－４　要介護認定のしくみ

（1）認定調査

認定調査は，概況調査，基本調査，特記事項の３種類の調査票から構成されます。

① 概況調査　現在受けているサービスの状況や置かれている環境（家族状況，住宅環境，傷病，既往歴等）などを調査します。

② 基本調査　「身体機能・起居動作」，「生活機能」，「認知機能」，「精神・行動障害」，「社会生活への適応」，「その他（特別な医療）」についての74項目を評価しますが，申請者の状態を把握するために，「能力」，「介助の方法」，「障害や現象（行動）の有無」の，３つの評価軸を設けています。調査項目の選択および中間評価項目得点より，一次判定ソフト（樹形モデル）によって要介護等基準時間を算出します（図2-5）。

③ 特記事項　主に基本調査では把握できない利用者の具体的・固有の状況などを審査会に伝達する役割があります。申請者が第２号被保険者の場合のみ，主治医の意見書に基づき，特定疾病（表2-3）に該当するかどうかを判断（確認）します。

（2）判　定

二次判定では，保健・医療・福祉の学識経験者により構成される介護認定審査会により，一次判定結果，主治医意見書等に基づき審査判定を行います。

要介護状態区分が決定すると申請者に通知されます。介護認定の申請から決定までは原則30日以内とされていますが，実際にはそれ以上かかることもあります。

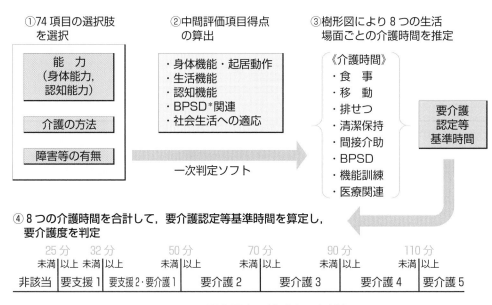

図2−5　認定調査に基づく一次判定

＊ BPSD：認知症の行動・心理症状

表2−3　特定疾病

1．がん（医師が一般に認められている医学的知見に基づき回復の見込みがない状態に至ったと判断したものに限る）	8．脊髄小脳変性症
	9．脊柱管狭窄症
	10．早老症
2．関節リウマチ	11．多系統萎縮症
3．筋萎縮性側索硬化症	12．糖尿病性神経障害，糖尿病性腎症および糖尿病性網膜症
4．後縦靱帯骨化症	
5．骨折を伴う骨粗鬆症	13．脳血管疾患
6．初老期における認知症	14．閉塞性動脈硬化症
7．進行性核上性麻痺，大脳皮質基底核変性症およびパーキンソン病（パーキンソン病関連疾患）	15．慢性閉塞性肺疾患
	16．両側の膝関節または股関節に著しい変形を伴う変形性関節症

■ 3）主な介護保険サービス

　要介護1〜5では，介護保険制度における居宅サービス（表2-4）および地域密着型サービスを利用することができます。

　居宅サービスには，訪問サービス（訪問介護，訪問入浴介護，訪問看護，訪問リハビリテーション），通所サービス（通所介護，通所リハビリテーション），短期入所サービス（短期入所生活介護，短期入所療養介護），その他のサービス（居宅介護支援，福祉用具貸与，特定福祉用具販売，住宅改修費支給，居宅療養管理指導）がありますが，要介護状態区分（表2-5）によって利用できるサービスや限度額が異なります。

表2-4 居宅サービス

訪問サービス	訪問介護	ホームヘルパー（訪問介護員）が要介護者（サービス利用者）の居宅を訪問し，利用者本人の日常生活上の世話（入浴・排せつ・食事などの身体介護，調理，洗濯，掃除などの家事）を行う。
	訪問入浴介護	看護職員と介護職員が居宅を訪問し，持参した移動式浴槽を用いて入浴介護を行う。
	訪問看護	看護師や理学療法士，作業療法士などが医師の指示の下，居宅を訪問し，医療管理，健康上のサポート，リハビリテーションなどを行い，医師に報告する。
	訪問リハビリテーション	医師の指示の下，理学療法士，作業療法士，言語聴覚士などが居宅を訪問してリハビリテーションを行う。
通所サービス	通所介護（デイサービス）	送迎車にて施設（19人以上）に日帰りで通い，食事，入浴，介護，機能訓練を行う。
	通所リハビリテーション（デイケア）	要介護者が病院，診療所，介護老人保健施設などに日帰りで通い，理学療法士，作業療法士などが医師の指示の下，医学的なリハビリテーションを行う。
短期入所サービス	短期入所生活介護（ショートステイ）	特別養護老人ホームなどで短期間（原則連続30日まで）入所し，食事，入浴，介護，その他の日常生活の世話や機能訓練のサービスを提供する。
	短期入所療養介護（医療ショートステイ）	医療的ケアやリハビリテーションが必要な人が，介護老人保健施設などに短期間（原則連続30日まで）入所できる。
その他のサービス	居宅介護支援	居宅の要介護者が適切に居宅サービスを利用できるようにケアプランを作成し，利用者と介護サービス事業者との連絡調整を行う。
	福祉用具貸与	車いすや介護ベッド（原則要介護2以上），段差解消スロープなどの福祉用具のレンタル。レンタル対象は13種類あるが，要介護度など利用の条件が細かく設定されている。
	特定福祉用具販売	簡易トイレやシャワーチェアーなどの入浴の用具は衛生面などの理由で，レンタルにはなじまないため，購入対象となる。
	住宅改修費支給	手すりの取り付けや浴室床材の変更など，20万円までの小規模な住宅の改修費用が支給される。
	居宅療養管理指導	医師，歯科医師，歯科衛生士，薬剤師，管理栄養士が居宅を訪問して，介護支援専門員や要介護者に助言や指導，療養上の管理を行う。

表2-5 要介護状態区分

区　分		80%以上の割合で何らかの低下がみられる日常生活能力
要支援	1	起き上がり，立ち上がり
	2	片足での立位，日常の意思決定，買い物
要介護	1	片足での立位，日常の意思決定，買い物
	2	歩行，洗身，つめ切り，薬の内服，金銭の管理，簡単な料理
	3	寝返り，排尿，排便，口腔清潔，上衣の着脱，ズボン等の着脱
	4	座位の保持，両足での立位，移乗，移動，洗顔，整髪
	5	麻痺（左下肢），食事摂取，外出頻度，短期記憶

3　医療保険制度と在宅栄養支援

■ 1）医療保険制度と診療報酬

　医療保険制度は社会保障制度のひとつで，医療を公的医療保険で保障するものです。自由に医療機関を選び，定額の医療費で診療が受けられます。公的医療保険は，①各種被用者保険，②国民健康保険，③後期高齢者医療制度（75歳以上の高齢者等が加入），に分けられており，すべての国民がいずれかの制度に強制加入し，保険料を納付するしくみです（国民皆保険）。

　診療報酬とは，保険診療の際に医療行為等の対価として計算される報酬です。医療費を診療報酬として計算して請求されるしくみを診療報酬制度といいます（図2-6）。診療報酬は，厚生労働大臣が厚生労働省に設置した中央社会保険医療協議会において，点数の設定や算定条件等が議論され，諮問・答申を経て，厚生労働大臣が定めます。診療報酬の改定は原則として2年に1回実施されます。

　管理栄養士にかかわる診療報酬の中で，在宅栄養支援と関係があるのは，管理栄養士が栄養指導を行う在宅患者訪問栄養食事指導，チーム医療として管理栄養士が参画する在宅患者訪問褥瘡管理指導，在宅半固形栄養経管栄養法指導管理です。

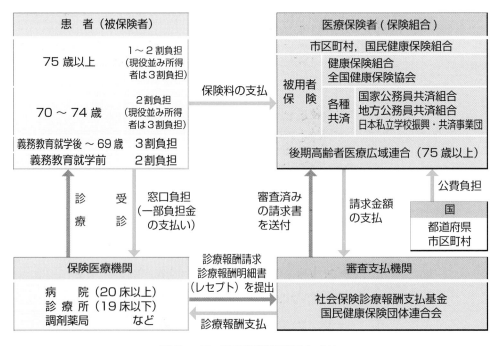

図2-6　診療報酬制度のしくみ

表2−6　在宅患者訪問栄養食事指導および居宅療養管理指導における特別食

在宅患者訪問栄養食事指導（診療報酬）	居宅療養管理指導（介護報酬）
腎臓病食，肝臓病食，糖尿病食，胃潰瘍食，貧血食，膵臓病食，脂質異常症食，痛風食，心臓疾患などに対する減塩食，特別な場合の検査食，十二指腸潰瘍に対する潰瘍食，クローン病および潰瘍性大腸炎による腸管機能に対する低残さ食，高度肥満症（肥満度が＋40％以上またはBMI30以上）食，高血圧に関する減塩食（食塩相当量6g未満）	
てんかん食，治療乳，無菌食 フェニールケトン尿症食，楓糖尿食，ホモシスチン尿食，ガラクトース血症食ほか先天性代謝異常症食	嚥下困難者（そのために摂食不良となった者も含む）のための流動食，低栄養状態に対する食事

2）在宅患者訪問栄養食事指導

　在宅患者訪問栄養食事指導料1を算定できる患者は，疾病，負傷のために通院が困難な在宅療養中の患者で，診療に基づき医学管理を継続して行い，かつ，医師が特別食（表2-6）の必要性を認めた患者，がん患者，摂食機能または嚥下機能が低下した患者*，低栄養状態にある患者**のいずれかに該当し栄養管理の必要性を認めた患者です。医師の指示に基づき，その医療機関の管理栄養士が患者宅を訪問して栄養食事指導を行った場合に算定します。また，栄養ケア・ステーションなど当該保健医療機関以外の管理栄養士が医師の指示により行った場合も算定できます（在宅患者訪問栄養食事指導料2）。

　在宅患者訪問栄養食事指導料1または2は，単一建物診療患者の人数に従い，患者1人につき月2回に限り算定できます。なお，在宅患者訪問栄養食事指導に要した交通費は，対象者側の負担となります。

3）チーム医療としての在宅支援への参画

　在宅患者訪問褥瘡管理指導料は，重点的な褥瘡管理を行う必要が認められる患者に対して，保険医，管理栄養士，看護師が共同して行う計画的指導管理について算定されます。初回カンファレンスから起算して6か月以内に限り，当該患者1人について3回を限度に所定点数を算定することができます。この指導料を算定した場合，在宅患者訪問栄養食事指導料を算定することはできません。

　在宅半固形栄養経管栄養法指導管理料は，在宅半固形栄養経管栄養法を行っている入院中の患者以外の患者（別に厚生労働大臣が定める者に限る）に対して，在宅半固形栄養経管栄養法に関する指導管理を行った場合に，最初に算定した日から起算して1年を限度として算定できます。

　＊医師が，硬さ・付着性・凝集性などに配慮した嚥下調整食（日本摂食嚥下リハビリテーション学会の分類に基づく）に相当する食事を要すると判断した患者をいう。
＊＊血中アルブミンが3.0g/dL以下である患者または，医師が栄養管理により低栄養状態の改善を要すると判断した患者をいう。

第3章 在宅栄養ケアプロセス

1 栄養ケアプロセス

栄養ケアプロセス（NCP：nutrition care process）は，栄養管理システムや用語・概念の国際的な統一を目指し，米国栄養士会の提案で始まった栄養管理の手法です。①栄養アセスメント（栄養状態の評価），②栄養診断（栄養状態の判定），③栄養介入，④栄養モニタリングと評価，の4段階で構成されています（図3-1）。

　在宅での栄養ケアプロセスは，この手法を用いて，在宅で暮らす要支援・介護状態にある人の食生活を支援するための具体的な手法です。管理栄養士は，多職種と連携するための共通の認識や理解のために，このプロセスに従ったスキルを養う必要があります。

2 栄養スクリーニングとアセスメント

　栄養スクリーニングにより栄養ケアが必要な対象者を抽出し，栄養アセスメントが行われます。栄養アセスメント，すなわち評価して栄養診断へとつなげます。

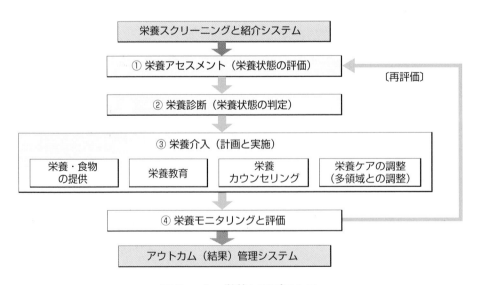

図3-1　栄養ケアプロセス

出典）日本栄養士会雑誌 JOURNAL OF THE JAPAN DIETETIC ASSOCIATION, Vol.59, 第5号, 15-18, 2016 より改変引用[1]

■ 1）栄養スクリーニング

　栄養スクリーニングは，栄養不良あるいはそのリスクを有する者を抽出するために行う過程です。積極的栄養介入が必要な対象者（クライエント）を選定し，栄養ケアプロセスに沿って栄養ケアが実施されます。すべての対象者に行われるべきもので，在宅訪問している介護支援専門員（ケアマネジャー）や看護師，薬剤師等どのスタッフでもできることが重要です。したがって，簡単でどこでも実施できる指標を用いて行うことが前提となります。

　代表的な栄養スクリーニング・ツールとしては，65歳以上の高齢者を対象に開発された DETERMINE，SGA（subjective global assessment），MNA-SF（mini nutritional assessment-short form），MUST（malnutrition universal screening tool）などが用いられます（巻末資料参照）。

■ 2）栄養アセスメント

　栄養アセスメントとは，栄養に関する問題やそれらの原因，問題点の重要性を判断するために必要な情報を収集・検証して評価することです。栄養ケアでは，到達目標を設定して栄養ケア計画を作成します。そのためには適切な情報収集と検証が重要です。身体の栄養状態を評価するために必要なデータ（指標）は，表3-1に示す5項目に整理されています。栄養ケア（ケアとキュア）を開始するときには，これらの5項目から問題となるデータ（BMI，摂取栄養素等量の過不足，臨床検査データなど）を収集し，解決が必要な栄養問題が存在するか否かを評価します。この評価から導き出される判定結果が栄養診断名となります。

表3-1　栄養アセスメント項目とデータ

項　　目	アセスメントデータ（指標）
食物／栄養に関連した履歴（FH）	・食物・栄養素摂取　　　・食物・栄養の管理　・薬剤・栄養補助食品の利用 ・知識・信念・態度，行動　・食物・栄養関連用品の入手に影響する要素 ・身体活動と機能（身体能力）
身体計測（AD）	・身長　　・体重　・BMI　・体重の履歴　・皮下脂肪厚　・周囲長（上腕，下腿） ・体組成　・握力　・成長パターン　　　　・パーセンタイル値
生化学データ，医学検査	・酸塩基平衡　・電解質　・脂質　・血糖　・炎症　・貧血　・たんぱく質 ・尿検査　　　・消化器関連（胃排出時間，便検査，VF検査など）
栄養に焦点を当てた身体所見（PD）	・外観　・バイタルサイン　・皮膚，爪，舌の状況　・ツルゴール（皮膚の張り） ・入れ歯が合わない　　　・咀しゃく・嚥下障害
個人履歴（CH）（病歴，生活環境）	・病歴（主訴，現病歴，既往歴，家族歴，治療歴） ・生活背景（プロフィール：家族構成，職業，社会的背景；生活環境など）

出典）栄養管理プロセス研究会監修，木戸康博・中村丁次・寺本房子編：改訂新版栄養管理プロセス，第一出版，2022. より作成.

■ 3）在宅訪問栄養食事指導にあたって特に留意すべき栄養アセスメント

（1）食物 / 栄養関連の履歴（FH：food/nutrition- related history**）**

　食事内容だけでなく間食（菓子類，嗜好飲料等）の摂取，栄養補助食品やサプリメントの使用，輸液等について確認します。依頼できれば，具体的な摂取量は食事記録なども参考にします。さらに，食嗜好や摂取の偏り，食物（栄養素）摂取に影響を及ぼす食物・栄養に関する信念や態度，行動，食物および栄養関連用品の入手のしやすさ，医師による食事指示の有無などの情報も重要です。食事時間（長すぎないか）や食べこぼし等の有無にも注意します。

（2）身体計測（AD：anthropometric measurements data**）**

　在宅では，身長や体重のデータが入手できないことがあります。身長や周囲長の測定にはメジャーを利用します。メジャーで測定できる項目には，身長，下腿周囲長（CC），上腕周囲長（AC）があります。筋力は握力計を利用します。体重はヘルスメーター等を利用して経過をモニタリングします。体重測定はできるだけ同じ条件（時間帯，着衣の種類など）で測定し，急激な減少（利尿剤の利用，脱水，下痢などによる）や増加（増加の場合は，浮腫を考える）がないことを確認します。体重測定ができないときは，握力，下腿周囲長などにより骨格筋の状態とその推移を評価します。

（3）生化学データ，臨床検査と手順（BD：biochemical data, medicaltest and procedures**）**

　入院・通院時データ，栄養情報提供書などから，血液・尿生化学検査値や，MRI，CT，VF，内視鏡検査などの臨床検査結果で，病態把握や栄養アセスメントに必要な所見を確認します。栄養状態の指標として用いられている血清アルブミン値（Alb）は，発熱などの炎症や感染症に影響されて低下するので，炎症の有無も確認します。逆に，脱水症では上昇するので注意が必要です。

（4）栄養に焦点をあてた身体所見（PD：physical examination findings data**）**

　直接食事摂取に関連する内容として，歯牙・口腔内の状況，食欲，消化器症状，咀しゃく・嚥下能力などがあります。具体的には，体型（サルコペニア・フレイル，肥満など），チアノーゼ，口腔衛生（口角炎，口内炎，歯肉炎，虫歯や義歯の調整，舌，口臭など），浮腫，脱水，胸焼け，嗄声，食べ物が喉につかえる感覚，飲水によるむせ・嚥下障害，味覚の変化，皮膚の状態（乾燥，栄養状態：セロファン様皮膚など），バイタルサイン（血圧，心拍数，体温など）などがあります。これらの状況を直接観察し，医療記録や他職種からも情報を収集します。

（5）個人履歴（CH：client history）

　個人情報（プロフィール），医療情報，日常生活の自立度，家族および社会履歴などに関する情報です。在宅療養者では，生活環境や身体状況（ADL，要介護度，疾患，服薬状況など）は食欲に影響を与え，身体の栄養状態を左右する重要な要因となります。事前に他職種から情報を収集（記録や口頭での情報）し，在宅訪問した際には，注意深く観察し必要な情報を収集・整理します。しかし，初回では，食事摂取に直接影響する内容についてじゅうぶん把握できないこともあります。2回，3回と訪問回数を重ね，信頼関係の構築を心がけます。

　① 生活環境の把握　　部屋の配置やアクセス，トイレや風呂，台所の位置と調理器具，食事場所（食卓，ベッド上など），食事をするときの環境（車椅子，一人など）などを把握します。食事場所（デイサービスなど）や環境（食器など）を変えることで食欲が増進したり逆に減退する場合もあります。また，食物の入手や調理など，対象者や介護者が行うことが難しい場合は対策が必要になります。

　② 生活機能の把握　　高齢者では，糖尿病や腎疾患などさまざまな慢性疾患を併発していることが多くあります。コミュニケーション障害，認知症，うつ状態，失禁，移動障害（パーキンソン病や膝関節症など），転倒，廃用性萎縮など日常生活活動に直接影響をきたす疾患や症状は ADL の低下につながります。このような生活機能障害を，身体的・精神的・社会的側面から総合評価し，適切な栄養ケアにつなげることが重要です。

　③ 身体活動の評価・把握

　・ADL（activities of daily living；日常生活動作）　　排せつ，炊事，配膳能力，立位保持時間を評価します。評価ツールとして，バーセルインデックス（barthel index；食事，移乗，整容，トイレ動作，入浴，歩行，階段昇降，着替え，排便コントロール，排尿コントロールの 10 項目），カッツインデックス（katz index；入浴，更衣，トイレ，移動，排せつ，食事の 6 領域）が知られています（巻末資料参照）。いずれも点数が高いほど自立していることを表します。

　・IADL（instrumental activities of daily living；手段的日常生活動作）　　買い物，食事の準備，服薬管理，金銭管理，交通機関を使っての外出などの，より複雑な行動・行為についての評価です。代表的な IADL の評価法には，Lawton の尺度，老研式活動能力指標，JST 版活動能力指標があります（巻末資料参照）。また，在宅の要支援・介護者には，日常生活自立度の評価ツール（障害高齢者の日常生活自立度（寝たきり度）判定基準，認知症高齢者の日常生活自立度判定基準）が用いられます（巻末資料参照）。

　・FIM（functional independence measure；機能的自立度評価法）　　食事，排せつ，移動などの運動項目（13 項目），コミュニケーションなどの認知項目（5 項目）で構

成され，これら身の回りの必要最低限なことができているのか，どのくらい介助に手がかかるのかを簡単に評価するもので，病気や障害の有無は評価の基準には含まれません。対象者は7歳以上です。

(6) 褥瘡・認知症の評価

褥瘡の評価ツールとしては，ブレーデンスケール，DESIGN-R などが使われます（巻末資料参照）。

認知症の機能評価については，長谷川式認知症スケールや MMSE-J（精神状態短時間検査　改訂日本版）などがあります（巻末資料参照）。

(7) 服薬状況の把握

服薬状況は必ず確認します。薬剤による副作用によって食欲低下している場合もあります。入眠剤や食欲に影響を与える薬剤（嘔吐，食欲不振など）による食事摂取量の低下の有無を把握します。多剤服用による薬物有害事象がみられる場合を特にポリファーマシーといいます。何剤からポリファーマシーとするかについて厳密な定義はありませんが，10剤以上の多剤服用者では，そうでない高齢者と比較して低栄養者の割合が多いことが報告されています。

■ 4) 栄養状態の評価；フレイル

在宅高齢者の栄養アセスメントにおいては，低栄養状態ならびにフレイルに留意しなければなりません（低栄養状態のリスク判定については，「第4章4. 1) 低栄養」の項参照）。ここでは，フレイルについて述べます。

加齢に伴うさまざまな機能変化（運動機能や認知機能等），予備能力（心身の活力）の低下によって健康障害に対する脆弱性が増加した状態をフレイルといい，健康な状態と日常生活の支援が必要な介護状態の中間を意味します。適切な身体機能や栄養（食事）摂取の管理が行われれば健常な状態へ戻ることができますが，それが行われなければ，介護が必要な状態へ徐々に移行します（図3-2）。

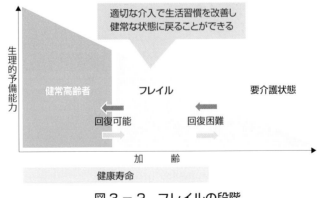

図３－２　フレイルの段階

表３−２　フレイルの評価基準

項　目	評価基準
意図しない体重減少	6か月で，2〜3kg 以上の体重減少
筋力低下	握力：男性＜ 26kg，女性＜ 18kg
疲労感	（ここ2週間）わけもなく疲れたような感じがする
歩行速度	通常歩行速度＜ 1.0m/ 秒 （測定区間の前後に 1m の助走路を設け，測定区間 5m の歩行時間を計測する）
身体活動	① 軽い運動・体操をしていますか？ ② 定期的な運動・スポーツをしていますか？ 　　上記の2つのいずれも「していない」と回答

＊該当する項目がなければ健常者，1〜2項目が該当すればプレフレイル，3項目以上の該当でフレイルと分類。
出典）長寿医療研究開発費平成 26 年度総括報告書「フレイルの進行に関わる要因に関する研究（25-11）」.

　いろいろな評価基準が報告されていますが，現在，最も受け入れられているものは，①意図しない体重減少，②筋力低下，③主観的疲労感，④歩行速度低下，⑤日常生活活動量低下，の5項目で評価するフリードらの定義です（表 3-2）。

5）高齢者・障害者の必要エネルギーと栄養素量

　基礎疾患がない場合は，基本的には，「日本人の食事摂取基準」を参考にします。高血圧，脂質異常，高血糖，腎機能低下に関するリスクを有していても，自立した日常生活者であれば含まれます。エネルギー摂取量と消費量のバランスの維持や目標体重検討の指標には BMI を使用します（表 3-3）。目標とする BMI の範囲内で体重を設定し，高齢者の場合では低栄養予防のためにも，エネルギーやたんぱく質が不足しないように注意することが必要です。その他，嚥下障害や咀しゃくが不自由な対象者では，食事内容に偏りが生じやすいのでビタミン，ミネラルの不足がないよう注意が必要です。また，身体障害者については根拠となるじゅうぶんな情報がありません。「日本人の食事摂取基準」を参考に個々の状況で判断して，エネルギーや栄養量を補給し，モニタリングと評価により適正量を調整します。

表３−３　目標とする BMI の範囲（18 歳以上）[1),2)]

年齢（歳）	18 〜 49	50 〜 64	65 〜 74[3)]	75 以上[3)]
目標とする BMI（kg/m²）	18.5 〜 24.9	20.0 〜 24.9	21.5 〜 24.9	21.5 〜 24.9

1) 男女共通。あくまでも参考として使用すべきである。
2) 観察疫学研究において報告された総死亡率が最も低かった BMI を基に，疾患別の発症率と BMI の関連，死因と BMI との関連，喫煙や疾患の合併による BMI や死亡リスクへの影響，日本人の BMI の実態に配慮し，総合的に判断し目標とする範囲を設定。
3) 高齢者では，フレイルの予防および生活習慣病の発症予防の両者に配慮する必要があることも踏まえ，当面目標とする BMI の範囲を 21.5 〜 24.9 kg/m² とした。
出典）厚生労働省：日本人の食事摂取基準 2020 より.

（1）エネルギー量

　エネルギー必要量は，基本的には，基礎代謝量をもとに身体活動（活動係数）や発熱等による代謝亢進（ストレス係数）によるエネルギー消費量の増加を加味して算出します。基礎代謝量の算出式には，国立健康・栄養研究所の式やハリス-ベネディクト（Harris-Benedict）の式が用いられています。また，急激な体重減少がみられない場合は，通常体重を参考に目安量を簡便に予測することもできます。いずれの方法でも，体重の変化と食事摂取量を把握して過不足を評価し調整することが重要です。糖尿病や慢性腎不全，肝硬変などの疾患では各疾患ガイドラインを参考にします。また，健常者の身体活動レベル別の体重あたりエネルギー必要量も示されています（表3-4）。しかし，高齢者では，制限を厳しくすると食欲が低下し低栄養のリスクが高まることから，緩やかな制限とします。食事摂取量や体重の変化を確認して調整します。

■エネルギー必要量の求め方■

【基礎代謝量を用いる方法】

＝ 基礎代謝量 × 活動係数 × ストレス係数

《基礎代謝量の算出式》
・国立健康・栄養研究所の式（20 〜 74 歳）
　男性：（0.0481 ×体重 kg ＋ 0.0234 ×身長 cm － 0.0138 ×年齢－ 0.4235）× 1000/4.186
　女性：（0.0481 ×体重 kg ＋ 0.0234 ×身長 cm － 0.0138 ×年齢－ 0.9708）× 1000/4.186
《活動係数》・寝たきり（覚醒）：1.1 ・ベッド上安静：1.2 ・トイレ歩行程度：1.3 〜 1.4
《ストレス係数》感染症・軽症：1.2　　・中等度：1.4　　・重症：1.8
　　　　　　　発熱等がない場合は，ストレス係数は考慮しなくてよい。

【簡便に推測する方法】（6か月間ほど体重減少のない状態）

＝ 通常体重 × 30kcal

表3－4　体重あたり推定エネルギー必要量（kcal/kg）

性別	身体活動レベル	年　齢（歳）				
		18 〜 29	30 〜 49	50 〜 64	65 〜 74	75 以上
男性	Ⅰ（低　い）	35.5	33.7	32.7	31.3	30.1
	Ⅱ（ふつう）	41.5	39.3	38.2	36.7	35.5
	Ⅲ（高　い）	47.4	44.9	43.6	42.1	－
女性	Ⅰ（低　い）	33.2	32.9	31.1	30.0	29.0
	Ⅱ（ふつう）	38.7	38.4	36.2	35.2	34.2
	Ⅲ（高　い）	44.2	43.9	41.4	40.4	－

＊Ⅰ（低　い）：生活の大部分が座位で，静的な活動が中心の場合。
　Ⅱ（ふつう）：座位中心の仕事だが，職場内での移動や立位での作業・接客等，通勤・買い物での歩行，家事，軽いスポーツ，のいずれかを含む場合。
　Ⅲ（高　い）：移動や立位の多い仕事への従事者，あるいは，スポーツ等余暇における活発な運動習慣を持っている場合。

出典）厚生労働省：日本人の食事摂取基準 2020 より．

（2）たんぱく質

　基本的には,「日本人の食事摂取基準」を参考にします。基礎疾患のない高齢者では,体重あたり 1.2 〜 1.5g を使用します。ただし，エネルギー比率 20％を超えないように注意します。高齢者は，より多くのたんぱく質が必要で，たんぱく質不足は低栄養を招きやすいため注意が必要です。食事だけでなく，間食で牛乳・乳製品をとるようにすすめます。エネルギー摂取量が少ないとたんぱく質の必要量は多くなるので，注意します。慢性腎臓病（CKD）で e-GFR 30 未満や，非代償性肝硬変で肝性脳症を認める場合は，病態に合わせてたんぱく質摂取量を制限します。

（3）その他の栄養素

　基本的には,「日本人の食事摂取基準」を参考にします。女性では骨粗しょう症予防のため，カルシウムのじゅうぶんな摂取が重要です。また，ビタミンや亜鉛などのミネラルは，免疫機能，身体の調子を整えるうえで必要な栄養素です。不足する場合は，サプリメントも考慮します。ただし，サプリメントや健康食品の過剰摂取によって耐容上限量を超えないよう，栄養素の含有量を確認して勧めます。

3 栄養診断（栄養状態の判定）と PES 報告

1）栄養診断（栄養状態の判定）

　栄養診断とは，医師が診断基準に沿って病名を診断するように，管理栄養士が栄養学的問題を判定することです。栄養診断した内容は，栄養介入により完全に解決できる問題，または，少なくとも徴候・症状，臨床検査データを改善できる事柄です。

2）用語の標準化

　医師が行う医療診断が疾病名を表すのに対し，栄養診断では，栄養が関係する問題を明確に表現するための標準化された用語（栄養診断名）を用います（巻末資料参照）。栄養診断は，①栄養素等摂取量（NI），②臨床栄養（NC），③栄養に関連した行動と生活環境（NB）④その他の栄養（NO）の栄養問題を判定します（表 3-5）。

　わが国には栄養問題を判定する独自の基準が作成されていないことから，今後，栄養診断を管理栄養士の業務として位置付けていくことが必要であるといわれています。

3）栄養診断と PES 報告

　栄養診断では，判定した根拠を示す表現方法として PES（problem related to etiology as evidenced by signs and symptoms）報告（ピー・イー・エス報告）を用います。PES 報告は，根拠 S（sign/symptoms）と原因 E（etiology）を簡潔かつ明

表３－５　栄養診断（栄養状態の評価・判定）の領域

領　　　　　域	内　　　　容
NI；nutrition intake （栄養素等摂取量）	経口摂取や栄養補給法を通して摂取する，エネルギー・栄養素・液体・生物活性物質に関わることがら。
NC；nutrition clinical （臨床栄養）	医学的または身体的状況に関連する栄養問題。
NB；nutrition behavioral/environmental （栄養に関連した行動と生活環境）	知識，態度，信念（主義），物理的環境，食物の入手や食の安全に関連して認識される栄養所見・問題。
NO；nutrition other （その他の栄養）	摂取量，臨床または行動と生活環境の問題として分類されない栄養学的所見。

瞭に示すことで，対象者の栄養状態に生じている栄養問題Ｐ（problem or nutrition diagnosis label）を総合的に表現する記載方法です。例：「○○の根拠から，○○が原因となった，○○（栄養状態）である。」PES 報告を簡潔明瞭にするためには，栄養アセスメントが重要であることを認識しなければなりません。

　PES 報告は，医療機関や介護福祉施設における栄養ケアから，健常の小児・高齢者および在宅の要支援・介護者の栄養支援まで，幅広く活用することができます。

4 栄養介入；計画と実施

　栄養介入は，栄養診断をもとに行う在宅要支援・介護者の QOL 向上を目的とした具体的な活動です。栄養に関連する行動，環境の状態，健康問題を改善するには，①栄養・食物の提供，②栄養教育，③栄養カウンセリング，④栄養ケアの調整（多領域との調整）について個々の状況に対応した栄養ケア計画をたてて介入します。

　管理栄養士が在宅訪問栄養食事指導を実施する前に，まずどのような手段で介入し，多職種との連携をどのように行えば在宅要支援・介護者の栄養改善と QOL の向上に寄与できるのかを考え栄養介入計画書を作成します。

　在宅における栄養支援では，要支援・介護者の摂食嚥下機能や疾患の状況，食生活，家庭環境などの情報を得て，栄養状態を通じて疾患の状況や療養環境など周囲のものを観察して介入計画書を作成します。

　栄養介入計画は，SOAP 形式*のＰ（plan；計画）の部分に，Mx）モニタリング計画（monitoring plan），Rx）栄養治療計画（therapeutic plan），Ex）栄養教育計画（educational plan），に分けて記載します。Mx）は，PES 報告（栄養診断）で「根拠（S）」として取り出した項目，Rx）と Ex）は「原因（E）」として判定した内容を解決するための方法を記載します。

> ■ 記 入 例 ■
>
> Mx）；HbA1c（臨床検査データ），体重など栄養改善目標の指標となる項目（短期，中期，長期）（モニタリング項目，モニタリングの時期と頻度を記す）
> Rx）；1,600kcal，経口摂取，嚥下調整食（目標栄養量，投与方法，食形態などを記す）
> Ex）；嚥下調整食の調理法（退院時などの栄養食事指導内容について記す）

　在宅栄養支援では介護者が高齢の場合も多く，指導後も1週間は多職種（医師や訪問看護師）がフォローし，継続的な栄養ケアができる態勢を整える計画が必要です。栄養アセスメント項目には，体重や皮下脂肪厚，下腿周囲長などの測定，皮膚の観察による脱水の有無，食事摂取量の確認などがあります。食事摂取量が50％以下の場合は，低栄養や褥瘡発生のリスクもあるため，適切なモニタリングを行い，早期に適切な栄養介入を行います。

＊SOAP形式：「POS」を導入した経過記録の形式。経過だけではなく，S（subjectivedata：主観的情報）・O（objective data：客観的情報）・A（assessment：評価）・P（plan：介入計画）の4項目を記録し，問題点を抽出する。計画を進めるプロセスが明確化し，情報を共有しやすくなる。

5　栄養モニタリングと評価

　栄養モニタリングは，ケアプランに沿って栄養ケアが計画通りに実施されているか，その結果について確認することです。提供されている栄養ケアの質や量に問題がないか，現在の栄養ケアプランを継続してもよいか，対象者の状況に変化が生じ，プランの修正や新たなプランが必要な状態にないか，などを見直す機能です。

　評価は，栄養モニタリングに基づいて栄養ケアを続けた結果，成果（効果，自立，解決）があったか否かをチェックすることです。

　栄養モニタリングと評価はPDCAサイクルの手順のひとつで，予後予測に基づく再アセスメントともいえます。短期目標の終了時期に，在宅支援を提供する介護者間で栄養改善目標の達成度合いとその背景を分析・共有することで，次の栄養ケアに向けた再アセスメントがより有効なものとなります。再アセスメントを行うために必要な情報をモニタリングシートに記入します。目標設定に対して行った栄養ケアの効果判定のため，モニタリングシートには1か月程度で実現可能な短期目標を設定します。

　厚生労働省は，「短期目標を達成するために位置づけたサービスの提供期間が終了した際に，その評価・検証を行う」としており，具体的にどの頻度で行うか定められてはいませんが，対象者の心身の状態や家庭内の状況が変化したときなどは，必要に応じてその都度行うので，栄養モニタリングと評価は月に複数回行うこともあります。入所型の介護施設では，大きな変化がなければ3か月に1度行われています。

6 栄養アセスメントから栄養介入までの7つのStep

以下の7つのステップで実施します（図3-3）。

(1) Step 1：栄養アセスメントⅠ

食物・栄養に関連した履歴を評価するため，経口栄養補給法，経腸栄養補給法，経静脈栄養補給法の3つの視点から，対象者の適正エネルギー量や栄養素量と現在のエネルギーと栄養素摂取（補給）量を比較し，「適正な状態か」，「過剰な状態か」，「不足している状態か」，それとも「栄養素バランスの異常か」などについて評価します。適正栄養量の指示がない場合は，基礎疾患，身体状況等を考慮して推定します。

(2) Step 2：栄養アセスメントⅡ

身体計測，臨床検査データ，身体所見，個人履歴項目のデータを評価基準値と比較し，問題となるデータ（根拠S：sign/symptoms）を収集します。ただし，比較する基準値が存在しない場合もあります。例えば，同じ「ひとり暮らし」でも，軽い認知症のある高齢者と，自活できている70歳代女性では栄養問題が異なります。このような場合では，その他の栄養アセスメントデータ等との関連性，対象者本人や多職種からの情報なども含めて総合的に評価します。

(3) Step 3：栄養アセスメントⅠとⅡの関連を探る

栄養アセスメントで問題となっているエネルギーおよび栄養素摂取（補給）量の過不足（Step1）と，Step2で収集したデータ（根拠S）との関係を探り，Step1とStep2の関係を明確に示します。

(4) Step 4：栄養状態を悪化させている原因を探る

Step3を踏まえ，エネルギーおよび栄養素摂取（補給）量の過不足が生じ，栄養状態を悪化させている原因や要因を栄養アセスメントデータ等を参考に慎重に探り，栄養状態を悪化させている「原因の本質」を明確に示します。

(5) Step 5：栄養診断のための用語・コードを確定する

栄養診断のための栄養診断コードを決定する際には，Step1，Step2，Step3，Step4を総合的にとらえ，NI，NC，NB，NOの4つのすべての領域から対象者の栄養問題を判定します。栄養診断は1〜3つ以内に絞り込んで確定します。

(6) Step 6：PES報告

栄養診断の根拠と原因を明確に示すためPES報告を作成します。PES報告は，「(S)の根拠から，(E)が原因となった，(P)（栄養状態）である。」と要点のみを明確にして簡潔な一文で記載します。

PES報告は，栄養診断ひとつに対してひとつ作成します。したがって，栄養問題が2つあるいは3つある場合は，PES報告もそれぞれについて記載します。

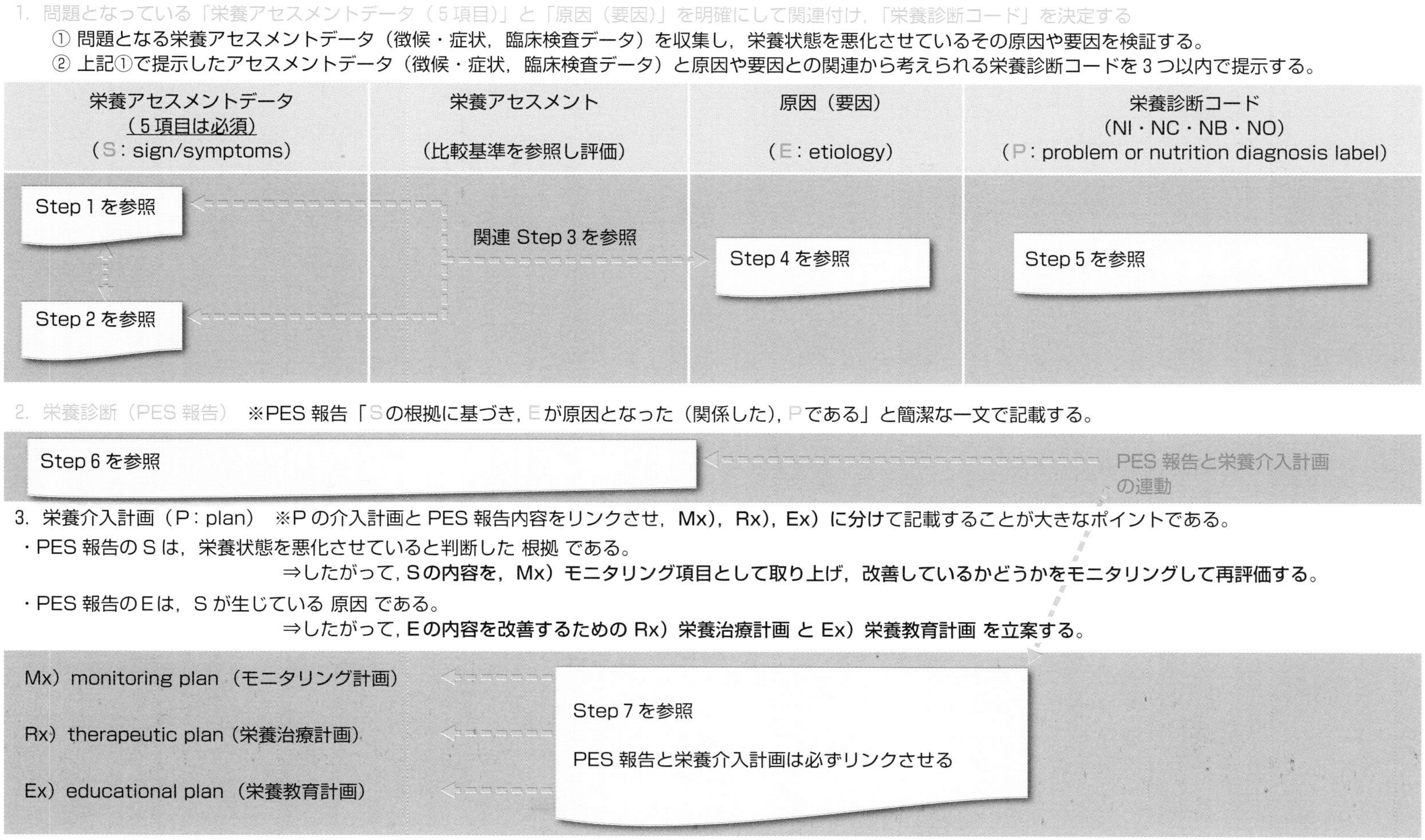

1. 問題となっている「栄養アセスメントデータ（5項目）」と「原因（要因）」を明確にして関連付け、「栄養診断コード」を決定する
① 問題となる栄養アセスメントデータ（徴候・症状、臨床検査データ）を収集し、栄養状態を悪化させているその原因や要因を検証する。
② 上記①で提示したアセスメントデータ（徴候・症状、臨床検査データ）と原因や要因との関連から考えられる栄養診断コードを3つ以内で提示する。

栄養アセスメントデータ （5項目は必須） （S：sign/symptoms）	栄養アセスメント （比較基準を参照し評価）	原因（要因） （E：etiology）	栄養診断コード （NI・NC・NB・NO） （P：problem or nutrition diagnosis label）
Step 1 を参照 Step 2 を参照	関連 Step 3 を参照	Step 4 を参照	Step 5 を参照

2. 栄養診断（PES報告）　※PES報告「Sの根拠に基づき、Eが原因となった（関係した）、Pである」と簡潔な一文で記載する。

Step 6 を参照

3. 栄養介入計画（P：plan）　※Pの介入計画とPES報告内容をリンクさせ、(Mx, Rx, Ex)に分けて記載することが大きなポイントである。

PES報告と栄養介入計画の連動

・PES報告のSは、栄養状態を悪化させていると判断した根拠である。
⇒したがって、Sの内容を(Mx)モニタリング項目として取り上げ、改善しているかどうかをモニタリングして再評価する。

・PES報告のEは、Sが生じている原因である。
⇒したがって、Eの内容を改善するための(Rx)栄養治療計画と(Ex)栄養教育計画を立案する。

Step 7 を参照

PES報告と栄養介入計画は必ずリンクさせる

Mx）monitoring plan（モニタリング計画）

Rx）therapeutic plan（栄養治療計画）

Ex）educational plan（栄養教育計画）

図3－3　栄養アセスメントから栄養介入までの7つのStep

栄養ケア記録

栄養診断 （コード・用語）	栄養診断コード，栄養診断名
S (subjective data)	主観的情報 　・対象者の訴え，気持ち
O (objective data)	客観的情報 　・身長，体重，臨床検査データ，症状，生活背景などから，問題となる情報 　・食生活状況，摂取エネルギー・栄養素量
A (assessment)	"S" と "O" の情報をアセスメントした内容 **栄養診断の根拠（PES）** S（sign/symptoms）の根拠から，E（etiology）が原因となった（関係した），P（problem or nutrition diagnosis label）である。
P (plan)	栄養介入計画（P：plan）は Mx）S（sign/symptoms）に記載している栄養アセスメントデータ，徴候・症状は，モニタリング計画となる。 Rx）E（etiology）に記載している原因を改善するための栄養治療計画となる。 Ex）E（etiology）に記載している原因を改善するための栄養教育計画となる。

S：subjective data（主観的データ），O：objective data（客観的データ），A：assessment（評価），P：plan（計画）Mx）：monitoring plan（モニタリング計画），Rx）：therapeutic plan（栄養治療計画），Ex）：educational plan（栄養教育計画）

図3－4　栄養ケア記録〔例〕

出典）日本栄養士会監修：栄養管理プロセス，第一出版，2018. を改変。

例）エネルギーや栄養素摂取（補給）量の不足（目標量の 50%）が生じ，3 か月で 5%
の体重減少があり，対象者の栄養状態が悪化している。義歯の不具合があったが放置し
ていた。
　この例では PES 報告は，以下となる。
「栄養素等摂取量が目標量の 50%で，3 か月で 5%の体重減少がみられたことから（根拠；
S），義歯が合わないことが原因（E）となった，経口摂取量不足（P）である。」

（7）Step 7：栄養介入計画の立案

　PES 報告で示した栄養診断の根拠（S）を改善するための栄養介入計画（P；plan）
を立案します。栄養介入計画は，Mx）モニタリング計画，Rx）栄養治療計画，Ex）
栄養教育計画の 3 つの視点から立案します（図 3-3）。

　現在，栄養介入の記録は，多くの臨床で POS（problem oriented system）の
SOAP 形式で記録されています。栄養ケアプロセスに基づいて行った栄養介入（ケア）
を，この SOAP 形式を活用して記録として残すことで，どのような根拠に基づきど
う解決していくかを示すことができます（図 3-4）。

この例の栄養介入計画
　Mx）；エネルギー・栄養素（食事）摂取量，体重
　Rx）；1,600kcal，たんぱく質 60g，義歯の調整の提案
　Ex）；咀しゃく機能に対応した食形態の提案と調理指導

　＊PES 報告は，上記 7 つの Step などの基本的事項を理解したうえで対象者の栄養
　　介入を経験しながら身に付けていくことが大切です。

本章では，在宅支援で関わる頻度の多い疾患や身体障害等に対する栄養支援の考え方を解説し具体的事例を示しました。「栄養評価・栄養診断」，「栄養ケアプラン」の2つの枠組みで各事例の栄養支援について演習します。

以下に，p.94 ～ 95の演習課題：慢性腎臓病；CKD（透析療法）の記載例を示しました。これを参考に，各項の演習課題から「栄養評価・栄養診断」を行い，「栄養ケアプラン」を作成して，それぞれの対象者の栄養支援を考えてください。

慢性腎臓病；CKD（透析療法）療養者

■栄養評価・栄養診断■

栄養アセスメント	【目標エネルギーおよび栄養素量/日】 ・エネルギー：62.8×30 ≒ 1,900kcal　・たんぱく質：62.8×1.1 ≒ 70g ・カリウム：2,000mg 以下　　　　　　　・リン：850mg　・食塩6g 未満 【現在の摂取量（/日）の充足率】 ・エネルギー：約 2,220kcal/充足率 116.8%　　・たんぱく質：約 80g/充足率 114.3% ・カリウム：2,050mg/充足率 102.5%　　　　・リン：880mg/充足率 103.5% ・食塩：約 9 ～ 12g/充足率 150 ～ 200% 【その他の所見】 ・脳梗塞後，DW 60kg（標準体重 62.8kg，BMI 21.0kg/m^2）。導入後に脳梗塞を起こし DW が 4kg 低下したが，その後は DW の減少はない。　➡ エネルギー不足はない。 ・血圧 154/72mmHg，高血圧 ➡ 食塩摂取過剰。汁物・取り寄せの梅干しや漬物の摂り方を見直す。 ・尿量 50mL/日，透析間体重増加（中 2 日）5.0kg（8.3%） ➡ 飲水量が多い（食塩摂取量過剰）。 ・血清 K 5.4mEq/L，IP 5.9mg/dL ➡ カリウム，リン摂取量にも注意が必要。 ・食品群では，野菜量が少なく，肉類などのたんぱく質源のとり方が多い。 　　➡ 朝食と夕飯の副菜（たんぱく源）の見直し。
該当する 栄養診断 の リスト アップ	NI-2.2 経口摂取量過剰　　　　　　　　 NI-3.2 水分摂取量過剰 NI-5.7.2 たんぱく質摂取量過剰　　　　　 NI-5.10.2 ミネラル摂取量過剰（K，NaCl） NC-1.2 噛み砕き・咀嚼障害　　　　　　 NC-2.2 栄養関連の臨床検査値異常 NB-1.1 食物・栄養に関連した知識不足 NB-1.3 食生活・ライフスタイル改善への心理的準備不足
最も 重要な 栄養診断 （P） 原因（E） の推測	【最も重要な栄養診断（2 ～ 3 個まで）の決定】 NI-5.10.2 ミネラル摂取量過剰（K，NaCl） NI-3.2 水分摂取量過剰 【原因・要因の（E）の推察】 ・肉料理・酒・甘いものを好み，野菜はあまり食べなかった。各地の名産品（菓子・果物・漬物・佃煮など）を取り寄せるので，それらからの食塩・カリウム・リン摂取量が多い。 ・食塩制限が必要な透析食として，摂取してよい食品量について介護者を含め理解が乏しい。 ・家族・介護者も好きなものを食べさせてあげたいという思いが強く，本人は好きなものを減らそうという意識は低い（食生活やライフスタイル改善への意識が不十分である）。
栄養診断 PES報告	NI-5.10.2 ミネラル摂取量過剰（K，P，NaCl） S：取り寄せ食品（漬物・佃煮・菓子・果物など）や汁物などによる食塩やカリウムの摂取量が多く，血清 K 5.4mEq/L，血清 IP 5.9mg/dL，食塩摂取量 150 ～ 200%（を根拠に） E：適切な透析食の 1 日量（食塩・カリウムなど）に関する知識不足（を原因とする） P：ミネラル（K，NaCl）摂取量過剰。 NI-3.2 水分摂取量過剰 S：透析間体重増加は 2 日間で 5.0kg（8 %），汁物や飲水量が多い（ことを根拠に） E：元来大食漢で好きなものを減らそうとする意識が低い（ことを原因とする）

■栄養ケアプラン■

長期目標	再度梗塞を起こすことがないように体重管理を行い血液透析に通う。
短期目標	・食塩の摂取量を減らす（飲水量も減らす）。食塩の多い取り寄せ食品についての理解を促す。 ・カリウムの多い食品（果物）の摂取量を減らす。 ・たんぱく質食品のとり方を見直す（リンを減らす）。
方　針 （P； プラン）	・好きな食品をとりながらも適切な透析食の1日量が理解できるよう具体的な指導を行う。 ・取り寄せの食品の注文頻度を減らす。 【栄養ケアの計画】 Mx）・血清K・P　・食事摂取量（カリウム，リン，食塩）・水分摂取量 　　　・DW，体重増加量 Rx）・エネルギー 1,900kcal　・たんぱく質 70g　・カリウム 2000 mg 以下 　　　・リン 850mg 以下　・食塩 6g 未満　・DW 60kg Ex）・カリウムの多い食品と1日の目安とする食品量 　　　・食塩の多い食品と1日の目安とする食品量

具体的内容		担当者	頻　度	期　間
栄養補給 ・ 食事	・食塩について：汁物の回数を減らす（透析日の昼食のみに）。 ・漬物・佃煮は量を減らす。浅漬けを手づくりする。 ・カリウムについて：果物は100g/日までに減らす。 ・夕飯に野菜料理（根菜の煮物など）を増やす。	管理栄養士	2回/月	3か月
栄養食事 相談	【本人を対象として】 ・食事の記録をつけるようすすめる。 ・食品の重量がわかり，1回の適切な食事量が自己判断できるようサポートする。 【介護者を対象として】 ・カリウム，リンの少ない食材についてのアドバイス。 ・食塩を多用しない味付けのアドバイス。	管理栄養士	2回/月 食事記録 毎　日	3か月 1週間
多職種に よる課題 など	・現在の食事摂取状況は食塩摂取過剰であること，取り寄せ食品の過剰摂取であることを訪問看護や訪問リハビリテーション，訪問介護のスタッフと共有する。 ・咀しゃく状況やリハビリテーションの状況等についても確認し，情報収集をしていく。	管理栄養士	2回/月	3か月

モニタリング計画		担当者	頻　度	期　間
栄養補給 ・ 食事	・透析間体重増減量（体重増加率と心胸比の確認） ・果物摂取量 ・漬物・汁物による食塩摂取量の確認 ・カリウム，リンの摂取量の確認	管理栄養士 訪問看護・ 介護スタッフ	2回/月	3か月
栄養食事 相談	・食塩，水分，リン，カリウムのとり方 ・取り寄せ食品注文頻度の確認	管理栄養士 訪問看護・ 介護スタッフ	2回/月	3か月
多職種に よる課題 など	・リハビリテーションの進捗状況	管理栄養士 訪問リハビリテーションスタッフ	2回/月	3か月

1　摂食機能障害者への栄養支援

■ 1）口腔機能の維持・向上にかかわる支援

（1）口腔機能低下

　口腔の機能は非常に多彩であり，咀しゃくや嚥下，発声，呼吸などがあげられます。在宅療養者のそれらの機能を維持・向上することは，食生活を楽しむことにつながるだけでなく，さまざまな疾患を予防し，健康で安定した生活を営むうえでの基盤ともなります。特に高齢者では身体的・精神的余力が少ないため，口腔内の問題を放置することは食生活を介して身体・精神面だけでなく，心理・社会的な問題にまで発展することが推察されます（図4-1）。

（2）口腔ケアの重要性

　年齢にかかわらず，在宅療養者では口腔内の衛生状態が悪化していることが多いとされています。特に肢体不自由を伴っている場合では，歯磨きの自立度が低いことに起因しています。このような場合には，感染予防としての口腔ケアの重要性はより高まります。

　歯ブラシやケア用スポンジを用いた歯磨きにより，口の中を清潔に保つことが口腔ケアの主な目的ですが，同時に口腔周囲筋や組織が刺激されることにより唾液分泌が促進され，舌の機能なども維持・改善されます。廃用などによる口腔機能低下（オーラルフレイル）を招かないよう，機能的側面からも口腔ケアを実施することが望まれます。

（3）口腔ケア実施時の注意点

　実施する際の注意点は誤嚥の予防です。座位の場合は前傾姿勢，寝たきりの場合は

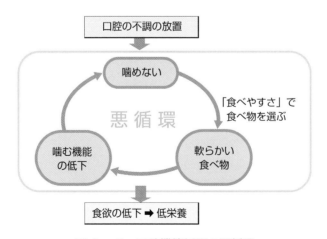

図４－１　口腔機能低下の悪循環

横向きなどで行うことが有効です。吸引チューブなどがあれば，その活用は汚染物質の誤嚥を予防するうえで推奨されます。

対象者の状態に合わせた対応も重要です。口腔ケア時の嘔吐や傾眠は誤嚥を誘引するため，食前に口腔ケアを行い，覚醒を促すことが正しいといったケースもあります。

(4) 経管栄養時の口腔ケア

経管栄養では「食事をしないことで口腔内は汚れなくなる」と考える介護者がいますが，食物繊維や唾液による自浄作用なども低下するため，より汚れが付着しやすく，口腔衛生状態はより不良なものとなりがちです。口腔内はもともと菌数が非常に多いため，痰や剥離した粘膜上皮などと混在することで，口臭や口内炎などの原因となります。経管チューブの汚染に加え，口腔内の汚れを放置した場合，小児であっても心内膜炎や誤嚥性肺炎といった感染症のリスクが高まることとなります。

(5) 高齢者の口腔機能低下症（オーラルフレイル）

高齢者では虫歯や歯周病，義歯の問題といった口腔疾患に加えて，加齢や他の疾患も重なることで，さらに口腔機能は低下し，ひいては低栄養になりやすい状態といえます。

近年では，高齢者の口腔機能低下をフレイル（加齢に伴う虚弱）と関連付けてオーラルフレイル（疾患名としては口腔機能低下症）と呼んでいます。口腔機能低下症については，①口腔の衛生状態，②口腔の湿潤度，③噛む力，④舌や口唇の運動機能，⑤舌圧，⑥咀しゃくの機能，⑦嚥下の機能の7つのチェック項目があげられており，セルフチェック表も示されています（図4-2）。噛む・飲み込む・話すことに問題を感

=== オーラルフレイルのセルフチェック表 ===

質問事項	はい	いいえ
□ 半年前と比べて、堅い物が食べにくくなった	2	
□ お茶や汁物でむせることがある	2	
□ 義歯を入れている*	2	
□ 口の乾きが気になる	1	
□ 半年前と比べて、外出が少なくなった	1	
□ さきイカ・たくあんくらいの堅さの食べ物を噛むことができる		1
□ 1日に2回以上、歯を磨く		1
□ 1年に8回以上、歯医者に行く		1

*歯を失ってしまった場合は義歯等を適切に使って堅いものをしっかり食べることができるよう治療することが大切です

合計の点数が	
0～2点	オーラルフレイルの危険性は低い
3点	オーラルフレイルの危険性あり
4点以上	オーラルフレイルの危険性が高い

出典：東京大学高齢社会総合研究機構　田中友規、飯島勝矢

図4-2　オーラルフレイルのセルフチェック表
出典）日本歯科医師会：オーラルフレイルパンフレット，2018.より.

じた場合には専門職に相談し，定期的な評価を受けることが，口腔機能の維持・向上のために有効です。

2) 摂食嚥下障害への支援

(1) 摂食嚥下障害の原因疾患

　成人で認められる摂食嚥下障害の主な原疾患としては，脳卒中（脳梗塞や脳出血など），神経筋疾患（ALSや筋ジストロフィー，パーキンソン病など），加齢による筋力の低下（サルコペニアなど）などがあげられます。特に，脳卒中は摂食嚥下障害患者の約４割を占め，最も多い原因疾患です。

　脳卒中発症後の急性期では全患者の約７割に摂食嚥下障害がみられ，約３割で誤嚥が起こるといわれています。しかし，その多くで適切な治療やリハビリテーションによる回復が認められ，重度の嚥下障害が残るのは最終的に１割未満（20人に１人程度）とされています。

(2) 高齢者の摂食嚥下障害

　高齢者では，身体の衰弱や加齢に起因した感覚および運動機能低下による摂食嚥下障害が認められます。具体的には，①咀しゃく機能不全（歯数減少や咬合力低下，義歯の問題など），②舌機能の低下（筋力や巧緻性の低下）による食塊形成不全，③咽頭機能障害（感覚および運動の機能低下）などです。

　また，合併疾患やそれによる服薬は，唾液分泌量の減少や嚥下反射の抑制，傾眠などを招き，それらは摂食嚥下機能を部分的に障害するため，誤嚥のリスクは増加します。

　摂食嚥下機能の低下した高齢者に対しては，ミールラウンド（食事観察）（表4-1）と管理栄養士・栄養士による嚥下食指導を基本とし，嚥下機能評価や摂食嚥下リハビ

表４－１　ミールラウンド（食事観察）のポイント

症　状	観察のポイント	疑われる主な病態
食物の認識	ぼうっとする，キョロキョロする	食物の認知障害
口からこぼれる	きちんと口に入らない	とり込み障害，口唇・頬の麻痺
嚥下反射が起らない	長時間，口にため込む，上を向いて嚥下をする	口腔期・咽頭期の障害，送り込み障害
む　せ	汁物などでむせる	誤嚥，咽頭残留，筋力低下，疲労，胃食道逆流
咳	食事中または食後に咳がでる	誤嚥，咽頭残留，疲労，胃食道逆流
声	食事中または食後に声が変わる（嗄声）	誤嚥，咽頭残留
食事時間	１食に30～40分かかる	認知症，とり込み・送り込み障害
食　欲	食事の途中から食欲がなくなる	認知症，誤嚥，食欲低下，体力低下

出典）埼玉県：摂食・嚥下機能の維持・向上を目指して！パンフレットより．
　　　http://www.saitamada.or.jp/wp-content/themes/saitamada/pdf/go8020/2015sessyoku.pdf

リテーション，口腔機能評価の定期的な導入が有効です。摂食・咀しゃく・嚥下機能が改善することは食欲の回復にもつながり，長期的な好転へと結び付きます。

（3）小児の摂食嚥下障害

　小児では必要エネルギーの維持とともに発育を考慮した栄養ケアが必要です。経口摂取が困難な場合には長期にわたる経管栄養（胃瘻など）に依存せざるをえません。小児在宅療養者では他の年齢層と比較し，栄養ケアの割合が高い（経管栄養が約10倍，中心静脈栄養が2倍程度）といわれています。

　小児で認められる嚥下障害の原因は多岐にわたりますが，出生直後からの哺乳障害の既往のあることが多いとされ，哺乳障害から経管栄養が選択され，それが摂食嚥下機能の発達不全につながる場合が多いとされています。

　小児の嚥下障害に対するリハビリテーションの特徴は，原疾患や口腔の形態・機能的な成長の特性に関する配慮が常に必要とされる点です。また，日常的な摂食・咀しゃく・嚥下運動が極端に少ない場合には，それらの協調運動を身に付けることができず，摂食嚥下障害が重度となる場合も多くあります。その点において成人の嚥下障害とは大きく異なっており，対応には発達過程に配慮した専門的知識が必要とされます。

（4）多職種連携の必要性

　成人，小児にかかわらず，摂食嚥下障害を有する在宅療養者の栄養ケアにおいては，医師や看護師をはじめ，多くの医療・福祉専門職との多職種連携を実行することが必要となります（図4-3）。

　管理栄養士・栄養士が計画した栄養指導を有機的に展開し，栄養改善の成果を確実に得るためには，対象者の摂食嚥下機能の維持・向上が重要な要素となります。

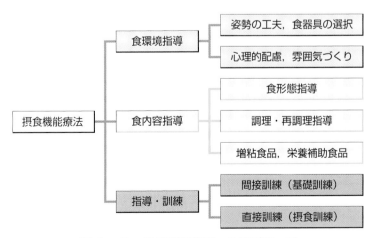

図4-3　摂食嚥下障害へのアプローチ
出典）水上美樹：講演　子どもの摂食嚥下障害とは―症状とその対応―，スライドより。

演習課題：嚥下障害［対象者情報］

<table>
<tr><td rowspan="11">プロフィール</td><td>年齢・性別</td><td>80歳，女性</td></tr>
<tr><td>病名・主訴</td><td>誤嚥性肺炎　【主訴】発熱</td></tr>
<tr><td>既往歴</td><td>45歳頃：高血圧，　72歳：脳梗塞（ラクナ梗塞）</td></tr>
<tr><td>家族構成
キーパーソン
介護力
経済状況</td><td>【家族構成】高齢夫婦2人暮らし（日常生活は可能。息子がときどき様子を見に行っている）。
【キーパーソン】息子　　【介護力】夫が介護をしているが介護力は乏しい。
【経済状況】年金生活だが経済的な問題はない。</td></tr>
<tr><td>居住環境・住居
など</td><td>【すまい】木造一戸建て，買い物は近くのコンビニまで徒歩10分。
【屋内】改修を行い，手すりを設置してバリアフリー。
【台所】すべての調理器具を備える。</td></tr>
<tr><td>ＡＤＬ</td><td>左半身麻痺
【寝返り・起き上がり】寝返り自立，起き上がりは電動ベットを使い自立
【移乗】見守り　【移動】屋内は手すりを使い自立
【歩行】屋外はほぼ全介助（車椅子）　【着脱衣】一部介助
【入浴・洗身】一部介助（訪問看護）
【食事】一部介助（介助スプーン等の食具を使用して食べる。食事中むせるので見守りが必要）</td></tr>
<tr><td>ＩＡＤＬ</td><td>【調理・買い物・掃除】全介助，食事の準備は夫がするが，咀しゃく嚥下調整食の調製が困難。コンビニで惣菜を購入することが多かった。
【服薬】一部介助（手渡せば自分で飲む）　【金銭管理】一部介助</td></tr>
<tr><td>日常生活自立度</td><td>障害高齢者の日常生活自立度　　（J1・J2・A1・A2・⑧1・B2・C1・C2）
認知症高齢者の日常生活自立度　（なし・①・Ⅱa・Ⅱb・Ⅲa・Ⅲb・Ⅳ・M）</td></tr>
<tr><td>介護認定等</td><td>自立，総合事業利用，介護認定申請中
介護認定　（要支援1・2　　要介護1・2・③・4・5）</td></tr>
<tr><td>利用している
サービス</td><td>【訪問看護】2回/週（入浴介助）
【訪問介護】なし
【デイサービス】なし（介入前はなし）
【福祉用具レンタル】介護用ベッド，歩行器，車椅子</td></tr>
<tr><td rowspan="2">主治医の
指示・
服薬</td><td>指示内容</td><td>栄養失調改善および誤嚥性肺炎の予防のための食事管理を依頼。
【指示栄養量/日】・エネルギー：1,200kcal　・たんぱく質：50g
・水分：1,500mL/日以上
・食形態：嚥下調整食学会分類2021 食事コード3〜4　・水分：中間のとろみ</td></tr>
<tr><td>服薬内容</td><td>・降圧薬（アンジオテンシンⅡ受容体拮抗剤）　　　・抗血小板剤
・消化性潰瘍治療薬（プロトンポンプ阻害剤）</td></tr>
<tr><td rowspan="2">在宅訪問の経緯</td><td>在宅訪問
栄養食事指導
介入の経緯</td><td>・最近，軟らかいものを好むようになり，食事中にむせることが多くなっていた。特にお茶類はむせていた。ときどき熱は出ていたが，数日すると下がっていたので気にしていなかった。
・食事中にむせるのが嫌で食事量が減り，るい痩が著明になった。
・誤嚥性肺炎の予防と低栄養改善の目的で訪問栄養食事指導の指示が出された。</td></tr>
<tr><td>本人・介護者
の意向</td><td>【本人】むせなければ，もっと食事が食べられるのに。
　　　　元気になったら，好きだったカラオケに行きたい。
【夫・息子】もっと食べて元気になってもらいたいが，簡単な調理しかできない。</td></tr>
</table>

精神・身体機能	心身・精神状況	・体力がなくなり日常生活が困難になっていくことに不安を感じる。 ・夫や息子に迷惑をかけたくないという気持ちがある。 ・日中の楽しみがない。
	身体状況	【血圧】135/70mmHg（降圧薬服用中） 【症候・症状】るい瘦著明（皮下脂肪，筋肉の喪失が高度），食欲低下，義歯不適合，咀しゃく力低下，食塊形成不良，食事・水分のむせ，食事中の湿性嗄声。 【排尿】自立，回数が少ない。　【排便】自立，排便の量は少ないが，毎日出ている。 【咀しゃく】義歯不適合だが，軟らかいものなら押しつぶすあるいはすりつぶすことはできる。食物が口腔内でまとまりにくく，食物残さが右頬にたまってしまう。 【嚥下機能】ときどきむせる。飲み込みに時間がかかる。主に水分でむせる。
	身体計測	・身長：150cm　　・体重：32kg　　　・通常体重：40kg（6か月前） ・BMI：14.2kg/m²　・上腕周囲長（AC）：15cm ・上腕三頭筋部皮下脂肪厚（TSF）：8mm ・下腿周囲長：25cm　・握力：左測定不可 / 右13kg
臨床検査	血液検査	・Alb：2.2g/dL　　・Na：139mEq/L　　・Cl：103mEq/L ・K：4.3mEq/L　　・T-Cho：152mg/dL　・LDL-C：103mg/dL ・HDL-C：40mg/dL　・TG：98mg/dL　　・BUN：11mg/dL ・Cr：0.83mg/dL　・AST：2IU/L　　　・ALT：28IU/L ・γ-GTP：22IU/L
食生活	食習慣と現在の摂取状況	・朝起きるのが遅いので，1日2食だった。 ・痩せてきたので義歯が合わず，よく嚙むことができない。 ・むせるのが嫌なのでだんだん食べたくなくなった。むせて周囲を汚すことが気になっていた。 ・甘いものは好きで，プリンやヨーグルトはむせずに食べることができたので毎日食べていた。 ・以前より食べられなくなり，楽しみがなくなった。
	食事内容（朝・昼・夕の例）	【朝食】10時頃 ・ご飯茶碗1/2 ・のり佃煮 ・味噌汁　　【昼食】欠食　　【間食】15時 ・バナナ1/2 ・ヨーグルト1個　　【夕食】19時頃 ・ご飯茶碗1/2 ・煮魚1/2切 ・野菜の煮物
	エネルギーと栄養素摂取量(/日)	・エネルギー：約600kcal　・たんぱく質：25g　・水分：600mL

■課題：この対象者の栄養支援を考えましょう（p.42〜43参照）。

2 心身機能障害者への栄養支援

1）肢体不自由

(1) 定義と対象者

　肢体不自由とは，四肢（上肢・下肢），体幹（腹筋・背筋・胸筋・足の筋肉を含む胴体の部分）に病気やけがで支障を生じ，長期にわたり歩行や筆記などの日常生活動作に困難を伴う状態をいいます。「身体障害者福祉法」により，身体障害者程度等級が決められ，身体部位により上肢・下肢・体幹機能障害に区分されています。

　肢体不自由は，身体障害者全体の約半数を占めています。肢体不自由の起因疾患として，脳性疾患（脳性まひ，脳外傷後後遺症，脳水症など），筋原性疾患（筋ジストロフィー，重症筋無力症など），脊椎・脊髄疾患（脊髄腫瘍，二分脊椎など），骨関節疾患（ペルテス病，関節リウマチ，先天性多発性関節拘縮症など），骨系統疾患（先天性骨形成不全症など），代謝疾患，四肢の変形などがあります。また，交通事故や労働災害などによる下肢切断，脊髄損傷などがあります。

(2) 肢体不自由者に多い疾病，健康支障

　① 生活不活発病（廃用症候群）　　障害者においても高齢化は進んでいます。肢体不自由者は一般に健常者よりも日常活動性が低く，外出や運動の頻度も少ない傾向にあります。障害の合併症として生活不活発病（廃用症候群）（表4-2）がありますが，これに対しては，活動性を向上させる予防が重要です。特に褥瘡，骨粗しょう症，消化機能低下に関しては栄養管理が重要になります。

　② 生活習慣病　　肢体不自由者は身体活動量の少なさから，メタボリックシンドロームが健康阻害因子のひとつとなっています。在宅生活を送っている脊髄損傷者での実態調査では，二次障害とともに生活習慣病の合併が多く，食事や運動など生活スタイルに課題がある例の多い実態が明らかになっています[1]。また，頸髄損傷者では，健常者と同じBMIであっても体脂肪率が高く，BMIでの肥満判定は過小評価となるとされており[2]，適切なBMIは，少なくとも健常者より低いことが望ましいと推定されています。エネルギー消費量については，「日本人の食事摂取基準」を活用した栄養計画では，脊髄損傷者の推定エネルギー必要量が過大評価になることが報告され

表4－2　障害の種類別主な廃用症候群

障害の種類	主な廃用症候群
運 動 器	筋廃用性萎縮（筋力低下・筋耐久性低下），関節拘縮，褥瘡，骨粗しょう症（→尿路結石），異所性骨化
循環器・呼吸器	心肺機能低下，深部静脈血栓症
自律神経系	起立性低血圧，消化機能低下（食欲不振・便秘），低体温
精神機能	知的活動の低下，抑うつ，睡眠障害

ています[3]。

③ 体重管理　肢体不自由者，特に車椅子利用者では，家庭用体重計での測定は困難です。メジャーや紐などで腹囲を計測する，鏡であごの下の肉のつき方をみるなど，変化を確認できるところを探して体重の増減を推定する方法もありますが，車椅子用体重計のある施設などへ行った際には，必ず計測する習慣をつけることも必要です。

下肢切断および大腿切断では，体重の変動によって義足が適合しなくなることもあり，以下の計算式により断端部分の体重を補正して実体重を把握します。

> 実体重 ＝ 現体重（kg）×［1＋体重補正（%）* ÷ 100］
> ＊補正値：大腿切断 11.8%，膝離断 7.1%，下腿切断 5.3%，足関節離断 1.8%[4]

障害によっては，健常者の基準値では評価できないケースも多く，障害に詳しい医療・保健分野との連携や助言を受けることが必要になります。

④ 排便障害　特に脊髄損傷では，直腸と肛門括約筋の機能が損なわれるため，排便機能の障害が必ず生じ，慢性期には便秘と失禁を減らすことが重要な課題になります。個人差はあるものの，1回の排便には60 〜 120分を要します。食事内容にも注意し，下剤や座薬，浣腸，摘便などの処置が必要です。

正常な排便でも個人差が大きく，排便回数や排便間隔だけでなく，便性状も重要で，国際的に使用されているブリストル便形状スケールで評価できます（表4-3）。

（3）食生活・食環境

肢体不自由者の場合，食生活に関しても障害を原因とする多くの制限条件が加わります。障害の程度や発症年齢などの医学的側面，知能，障害受容の程度などの心理的

表4－3　便性；便の形状（ブリストル便形状スケール）

タイプ		形　状
1		硬くてコロコロの兎糞状の（排便困難な）便
2		ソーセージ状であるが硬い便
3		表面にひび割れのあるソーセージ状の便
4		表面が滑らかで柔らかいソーセージ状あるいは蛇のようなとぐろを巻く便
5		はっきりとしたしわのある柔らかい半分固形の（容易に排便できる）便
6		境界がほぐれて，ふにゃふにゃの不定形の小片便，泥状の便
7	全くの水状態	水様で，固形物を含まない液状の便

側面，生活経験などの各対象者に固有の事情が制限条件に関与します。また，個々の対象者をとりまく環境的要素も制限条件となっています。

　食生活については，各対象者の食事行動（摂食面）と食事を整える調理技術上の問題があげられます。環境的側面としては家族やかかわる人びととの理解や援助，住居その他の物理的条件のほか，社会福祉制度などの社会資源の適切な活用があげられます。

　在宅では治療目的の病院と異なり，治療における強制力は弱く，生活にかかわる主導権は対象者本人と介護者にあります。したがって，信頼関係を築くことが大事になってきます。その人らしいよりよい生き方，暮らし方を実現するため，セルフケア能力が発揮できるようにその人の生き方に寄り添う支援が大切です。

　① 食品の購入・買い物　　障害の程度によっては，単独で買い物ができない対象者も少なくありません。その場合，障害福祉サービス（居宅支援）による家事援助等による派遣が行われますが，実施が地域自治体に任されているため地域差が大きいのが現状です。社会のバリアフリー化という点でいえば，駅や建物にエレベーター，スロープなどが整備されてきており，交通機関については，バスや電車の車椅子利用環境も整ってきています。とはいえ，移動の自由を考えると自家用車の利用が便利であり，運転免許の取得や自動車改造，乗降の訓練を行うこともあります。

　② 居住環境および設備　　台所の広さや作業面の高さ，各種設備や配置などの環境条件は，障害の種類や程度によってさまざまな制約を生じさせることになります。屋内の移動では，畳の部屋が中心となる日本家屋では，車椅子の使用について大きな制約があります。特に改修が必要な場所は，玄関や部屋間の段差，トイレ，浴室などです。居室については，ベッドの配置や移動介助機器（リフター類）について検討し，介助が必要な場合は適切な介助方法を検討します。機器の導入や改修にあたっては，それが公的援助を得られるものかそうでないかをあらかじめ検討します。

　③ 情報の取得と発信　　最近のインターネットの普及は，障害者の社会参加の機会を大きく拡げています。上肢機能に制限があっても，口にくわえる棒（マウススティック）などを用いてのコンピュータ操作はじゅうぶん可能で，文書や通信が容易にできるようになりました。インターネット上では，障害者であることを意識する必要はなく，コンピュータは極めて有用なツールであるといえます。

　④ 食 行 動　　肢体不自由者の中には，機能的に摂食動作，調理動作が不可能な人もいます。障害の種類・程度により，①ひとりでは全く食事がとれない人，②部分的介助を要する人，③食器やスプーン等を改良した自助具の使用により自立できる人，と大きく3段階に分けられます。障害の適正な評価や自助具・援助の方法についての検討が必要です。脳血管障害を原因とする肢体不自由者のうち，失認・失行・失語を伴う場合では，摂食上の問題がみられる場合もあります。

■自助具（self help device）■

　英語を直訳すれば「自らを助ける道具や工夫」でということです。日常生活動作（ADL）や手段的日常生活動作（IADL）が不自由になった人の自立を可能にしたり容易にしたりする目的をもって使う道具をさしますが，単に物をさすだけでなく，動作や手順の工夫も含まれます。使用の目的は，①物に手が届かないなどの関節可動域の制限を補う，②筋力の低下により重い物の保持や移動ができないといった動作制限を補う，③箸を使うなど手指の動作の制限を補う，などがあります。食事場面では，スプーンなどを握りやすいように手に付けるホルダー（万能カフ）などがあります。

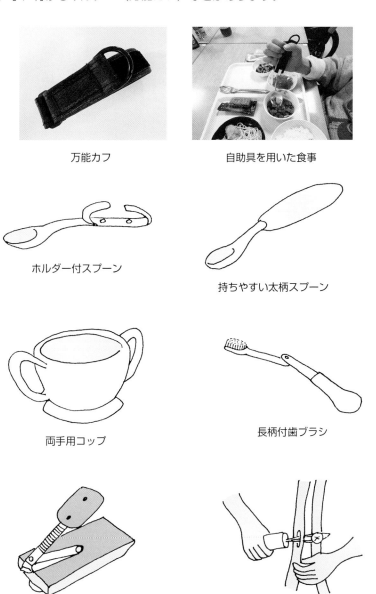

万能カフ

自助具を用いた食事

ホルダー付スプーン

持ちやすい太柄スプーン

両手用コップ

長柄付歯ブラシ

台付爪切り

ボタンエイド

演習課題：肢体不自由 ［対象者情報］

<table>
<tr><td rowspan="11">プロフィール</td><td>年齢・性別</td><td>24 歳，男性</td></tr>
<tr><td>病名・主訴</td><td>頸髄損傷（C5）
【健康管理上の課題】尿路感染や褥瘡のリスク，排便コントロール不良，食欲低下</td></tr>
<tr><td>既 往 歴</td><td>18 歳：バイク事故にて受傷</td></tr>
<tr><td>家族構成
キーパーソン
介 護 力
経済状況</td><td>【家族構成】単身生活
【キーパーソン】父
【介護力】あり
【経済状況】障害年金（身障手帳 1 級），在宅就労（PC 業務）</td></tr>
<tr><td>居住環境・住居
など</td><td>【すまい】アパート
【屋内】アパートを改修してバリアフリー（高床式トイレ，高床式風呂）</td></tr>
<tr><td>ＡＤＬ</td><td>【寝返り・起き上がり】一部自立，柵などがあれば可能　【移乗】自立
【移動】車いす　【歩行】不可　【着脱衣】自立
【入浴・洗身】ほぼ自立（見守り要）
【食事】自助具（カフやストロー）を利用して自立</td></tr>
<tr><td>ＩＡＤＬ</td><td>【調理・買い物】重いものは運べない，高い位置や床にあるものは届かない
【掃除】一部介助　　【服薬】自立　　【金銭管理】自立</td></tr>
<tr><td>介護認定等</td><td>身体障害者手帳 1 級</td></tr>
<tr><td>利用している
サービス</td><td>【訪問看護】1 回/週　健康管理（褥瘡予防のスキンケア，爪切り，尿路感染予防，バイタル確認）
【居宅介護（家事援助）】3 回/週　洗濯・掃除・入浴介助（準備と後片付け）と見守り
【福祉用具レンタル】介護用ベッド</td></tr>
<tr><td colspan="2"></td></tr>
<tr><td colspan="2"></td></tr>
</table>

<table>
<tr><td rowspan="2">主治医の
指示・
服薬</td><td>指示内容</td><td>・排尿排便環境の確認と清潔操作指導。
・全身の皮膚管理とスキンケア指導。
・栄養指導。</td></tr>
<tr><td>服薬内容</td><td>・整腸薬　　・便秘治療薬（緩下剤）　　・昇圧薬</td></tr>
<tr><td rowspan="2">在宅訪問の経緯</td><td>在宅訪問
栄養食事指導
介入の経緯</td><td>低栄養状態の改善と褥瘡予防。</td></tr>
<tr><td>本人・介護者
の意向</td><td>ひとり暮らしで少食なので熱量保持の助言を。</td></tr>
<tr><td rowspan="2">精神・身体機能</td><td>生活状況等</td><td>・起立性低血圧のため，朝はなかなか起きられない。
・日常生活に時間がかかり，在宅就労のため外出機会が少なく活動量が不足している。
・食欲低下のためエネルギー不足になりやすい。
・水分不足から尿路感染を起こしやすい。
・廃用症候群（褥瘡，起立性低血圧，消化機能低下，尿路感染等）の症状が発生している。</td></tr>
<tr><td>身体計測</td><td>・身長 173cm　　・体重 41kg
・BMI 13.7kg/m^2（受傷時より約 5kg 体重減少）</td></tr>
</table>

臨床検査	血液検査	・Hb：13.5g/dL ・CRP：1.05mg/dL ・LDL-C：61mg/dL ・BS：79mg/dL ・UA：5.0mg/dL ・ALP：165IU/L	・TP：7.1g/dL ・WBC：8600/μL ・HDL-C：39mg/dL ・BUN：10.8mg/dL ・AST：22IU/L ・γ-GTP：20IU/L	・Alb：4.1g/dL ・T-Cho：110mg/dL ・TG：48mg/dL ・Cr：0.53mg/dL ・ALT：23IU/L
	尿 検 査	・尿pH：7.5	・尿たんぱく：1＋	・尿潜血：2＋

食生活	食習慣と現在の摂取状況	・起床後は，日中の便失禁が心配で，毎朝2時間かけてレシカルボン座薬を使用して排便するため，朝食の時間がない。 ・自律神経障害により空腹感が感じられないこともあり，排便しながら食べやすい好物の簡易スナックと紅茶飲料を朝食にしている。 ・下痢が心配なので，乳製品や脂肪，刺激物などは制限している。 ・昼食・夕食も少食である。		
	食事内容 （朝・昼・夕の例）	【朝食】 ・簡易栄養食品 （カロリーメイトなど） ・レモンティ	【昼食】 ・コンビニ弁当 または 冷凍ミートソース パスタあるいは 冷凍チャーハン ・レモンティ	【夕食】 ・スナック（ポテト）菓子 ・ツナマヨおにぎり　1個 または宅配弁当 （ときどきはヘルパーや家族 がつくる料理） ・レモンティ
	エネルギーと栄養素摂取量(/日)	・カロリーメイト：エネルギー　200kcal　　たんぱく質 4.2g 　　　　　・レモンティ：　　〃　　280　　　　〃　　　　— ・冷凍ミートソースパスタ：　〃　　400　　　　〃　　　 14.0 ・スナック（ポテト）菓子：　〃　　300　　　　〃　　　 4.3 ・ツナマヨおにぎり：　　　　〃　　200　　　　〃　　　 4.5 　　　　1日合計：エネルギー 1,380kcal　　たんぱく質　27.0g		

■課題：この対象者の栄養支援を考えましょう （p.42 ～ 43 参照）。

■ 2）視覚障害

(1) 視覚障害者へのアプローチ

「百聞は一見にしかず」と，昔から視覚（ものを見る）の大切さがいわれているように，私たちは外界についての情報の多くを視覚を通して得ています。その視覚に障害を負ってしまったらどうなるのか。視覚障害者に初めて接するとき，どのように対応したらよいだろうかと疑問や戸惑いをもつことがあります。

視覚障害者といっても，全く見えない全盲から，テレビや新聞を見ることができる弱視までおり，視力が低い，視野が狭い，光をまぶしく感じる，など見えにくさはさまざまです。ヘレン・ケラーは，「視覚障害者にとっては，眼が見えないということより，人びとの視覚障害者に対する無理解の態度がいちばん辛い」と，視覚障害者に接する社会の態度を批判しています。トーマス・キャロルは，「失明を単に眼や視力といった肉体にかかわる打撃と考えてはならない。失明は，本人の意識の有無にかかわらず，今までの生活によって得た自己像に対する打撃であり，さらには，人間の存在そのものに対する打撃である」と述べています[1]。

一方で，視覚障害を克服して社会的に自立している人もたくさんいます。障害を受けたことにより人生そのものが崩れ去っていくような障害であると同時に，単に眼が見えないだけの障害であるともいえます。この両義性ゆえに，視覚障害は克服される必要のある障害であり，視覚障害についての人間的理解が必要になってきます。

(2) 視覚障害の概念

視覚障害の定義は，置かれた立場によって異なりますが，大別すると，盲（もう）と弱視に分類されます。WHO（世界保健機関）の定義では，両眼の矯正視力が0〜0.05未満を盲，0.05〜0.3未満を弱視と定めています。日本では，医学・教育・福祉の各分野ごとの定義があります。見えにくいため日常生活に支障をきたしている弱視は，「教育的・社会的弱視」と呼ばれ，「医学的弱視」と区別して多くの場合，ロービジョン（低視覚）と称されます。福祉分野では，身体障害者のリハビリテーションの推進という考えから定義され，身体障害者障害程度等級（身体障害者福祉法施行規則）で1〜6級までに等級分類されています。

日本の視覚障害者の総数は約31.2万人と推定され（2006年），65歳以上の増加が顕著となっています[2]。原因疾患は上位から緑内障，網膜色素変性，糖尿病網膜症，黄斑変性となっており，上位2疾患については増加傾向がみられます。

(3) 障害の受容

障害の告知から受容に至る過程での心理的苦悩ははかりしれず，障害を負ってから適応に至る心理的状態は障害受容のプロセス（図4-4）としてとらえ，ステージ理論として展開されます[3]。障害の種類や発症年齢等により障害の受容は異なり，中途障

害者の中には長期間受容ができない人も少なからずみられます。

　特に中途失明者の心理はトーマス・キャロルが 20 の喪失でいうように重大です[1]（表4-4）。

(4) 日常生活・動作

　① 確認・弁別について　　日常生活上の行動，判断，知識は視覚によるところが多く，視覚障害者の場合は，何らかの手段により視覚を代行して物事を判断・処理し行動しなければなりません。視覚に代わるものとして，他の感覚器の利用や，時間的・空間的推移などによる情報を，単独またはいくつか組み合わせて総合的に把握し，判断しなければなりません。特に中途失明者の場合は，訓練によりそれらの方法や習慣を身に付ける必要があります。

　② 言葉の使用　　説明をする際には，簡潔で理解しやすい話し方・言葉を使用します。同時に細かいところまで視覚を補う説明が必要です。「こちら，あちら，そこ，これ，ここ」などの言葉ではなく，対象者を基準として，「左・右・前・後・上・下」

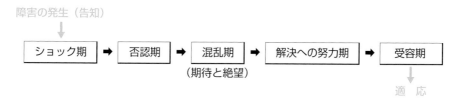

図4-4　障害受容のプロセス

表4-4　トーマス・キャロルによる 20 の喪失

第1群 心理的な安定に関する基本的な喪失	1．身体的な完全さの喪失 2．残存感覚に対する自信の喪失 3．環境と現実的な接触の喪失 4．視覚的背景の喪失 5．光の喪失
第2群 基礎的技術の喪失	6．移動能力の喪失 7．日常生活技術の喪失
第3群 意思伝達能力の喪失	8．文書による意思伝達能力の喪失 9．会話による意思伝達能力の喪失 10．情報とその働きを知る能力の喪失
第4群 鑑賞力の喪失	11．楽しみを感じる力の喪失 12．美の鑑賞力の喪失 13．レクリエーションの喪失
第5群 職業・経済的安定の喪失	14．経験，就職の機会等の喪失 15．経済的安定の喪失
第6群 結果的に全人格に生じる喪失	16．独立心の喪失 17．社会的存在であることの喪失 18．めだたない存在であることの喪失 19．自己評価の喪失 20．全人格構造の喪失

（Tohmas.J.Carroll.1961）

や具体的な方向や距離などで説明する必要があります。位置・方向の説明には，前後，左右，東西南北やクロックポジションを用います。クロックポジションは，時計の文字盤に従い，正面手前が6時，正面奥が12時で，食器の配置を示すときなど利用しやすい方法です。なお，会話中に席をはずす場合は，黙ってその場から離れず，戻ってきたときにも一声かけるようにすることが大切です。

　③ 補装具・日常生活用具給付事業　　「身体障害者福祉法」に基づいて視覚障害者に対しては，白杖，義眼，眼鏡，点字器，また，日常生活用具として，電磁調理器，音声式体温計，音声式体重計，視覚障害者用ポータブルレコーダー，時計，活字文書読み上げ装置，拡大読書器，などが給付されます。自費で購入できる用具としては，音声式秤や電卓などがあります。

(5) 糖尿病視覚障害者と食事

　糖尿病（中途失明原因の第2位を占める）による視覚障害者には，体力や健康上の問題や合併症のある人が多くいます。現時点で小康を保っていても，視力低下の可能性，合併症の出現や病態悪化の可能性があり，視覚障害の進行に対する不安などが大きく，心理的に不安定な人も少なくありません。また，生涯にわたって栄養食事療法を継続しなければならないという心理的負担は大きなものです。「見る楽しみに加えて，食べる楽しみも奪われた」と苦痛を感じている人も多くいます。視覚障害に至った糖尿病患者の多くは神経障害，腎障害を少なからず患っており，透析療法へ移行することもあります。

　買い物時の食材選びや，外食の際のメニュー選択も困難な場合には，介護者の障害に対する理解，栄養知識，調理技術の程度によって食生活が左右されることになります。単身者についても同様で，食生活の改善は指導上の大きな課題です。

(6) 栄養ケア

　① エネルギー消費　　適切なリハビリテーションにより障害を克服し社会的自立を獲得できる人もいますが，移動能力・日常生活技術の喪失に関しては，介護者の存在なしには動けなかったり，手さぐりの生活にならざるをえないことから，身体活動強度（メッツ）はきわめて低いことが確認されています[4]。一方で，楽しみを感じる力の喪失により食べることに偏りがちになる人も多く，摂取エネルギーが過剰になりやすい傾向があります。

　② 調理，盛付　　調理上で視覚に代わるものは，音・におい・時間などで，単独または総合して判断を行います。調理経験がない人の場合は電子レンジ等を利用する方法もあります。

　刺身のわさびや飾りについているプラスチックなどを口に入れた経験のある人は多くいます。乱切り野菜やコンニャクなど箸ではさみにくい食品は，口に運ぶ途中で落

表4－5　視覚に代わる調理上の確認・弁別法

1. 聴　　覚	音の種類・性質・大きさ等により弁別（煮沸音，煮汁の煮詰まり加減，揚げ油の温度）
2. 嗅　　覚	統制が難しく慢性化しやすいが瞬間的判断に活用（仕上がり加減，食品の鮮度・成熟度，腐敗・変質），電子レンジの加熱時間もにおいにより判断できる（おいしそうなにおい）
3. 重量・容積	重量は比較において判断（お茶，料理の均等な盛り分け），重量と容積との関係で判断（卵を基準），計量カップ・スプーンの使用，手ばかり
4. 触 知 覚	材料等の種類・材質・形状，表面に付着した汚れ等（菜箸を通して煮え加減などの判断）
5. 位　　置	物の置き場を一定にすることで弁別できる（家族等の協力が必要，無断で位置を変えない）
6. 時間的経過	蒸し物など，タイマーの利用
7. 印 つ け	形態が同じ入れ物等に自分で分かる印（凹凸シールなど）を貼りつける
8. ランドマーク	家具等固定した目標物（ランドマーク）を触って現在位置，方向を把握し移動に活用

出典）鈴木文子：障害者の食事と問題点，食生活総合研究会，Vol.4No1,1993.

としやすいということもあります。煮汁や調味料で食卓や衣服を汚すなど，食事をとるうえでの問題が生じます。弱視の人は，ご飯やヨーグルトを白い器に入れると食材との区別がつきにくく，食べ残したりすることがあります。色の濃い反対色の食器を使用することではっきりと区別ができ，ストレスにもなりません（表4-5）。

3）重症心身障害

(1) 重症心身障害児とは

　重度の肢体不自由と重度の知的障害とが重複した状態を重症心身障害といい，その状態にある子どもを重症心身障害児（以下，重症児），さらに成人した人を含めて重症心身障害児（者）と呼びます。これは医学的診断名でなく，「児童福祉法」上の定義であり（第7条第2項），その判定基準としては，多くの場合，大島分類（図4-5）や横地分類（図4-6）が用いられます。

　人工呼吸器や胃瘻などを使用し，痰吸引や経管栄養などの医療的ケアが日常的に必要な医療的ケア児が重症児の中に含まれることもあります。判定基準（表4-6）において，判定スコアの合計が 25 点以上を超重症児，10 点以上 25 点未満を準超重症児として，診療報酬上，入院費の加算が設定されています。

(2) 重症心身障害児の病態とケアの目的

　重症児の障害の主な原因としては，先天性の中枢神経疾患，出産時や生後の脳出血や低酸素による脳障害，重症のてんかん，代謝性疾患，神経疾患などさまざまな疾患があります。病態は個々に異なり，増齢に伴う形態変化や側弯などの脊柱変形，退行性変化によって二次的な障害が進行します。多くの症例で摂食嚥下機能に障害があり，栄養障害に陥るリスクは高いといえます。障害そのものを根治させることは困難ですが，障害に起因する症状や二次的に生じる合併症などを適切にコントロールするために，呼吸器管理，栄養ケア，感染症予防などを適切に行い，対象児だけでなく介護者

(IQ)

				80
21	22	23	24	25
20	13	14	15	16
19	12	7	8	9
18	11	6	3	4
17	10	5	2	1

右端目盛：80／70／50／35／20／0

| 走れる | 歩ける | 歩行障害 | 座れる | 寝たきり |

1，2，3，4の範囲に入るものが重症心身障害児 (者)
5，6，7，8，9は重症心身障害児の定義には当てはまりにくいが，①絶えず医学的管理下に置くべきもの，②障害の状態が進行的と思われるもの，③合併症があるもの，が多く，「周辺児」と呼ばれている。

図４－５　大島分類
元東京都立府中療育センター院長大島一良博士により考案された判定方法

〈知的発達〉

E6	E5	E4	E3	E2	E1	簡単な計算 ができる
D6	D5	D4	D3	D2	D1	簡単な文字・数字の理解 ができる
C6	C5	C4	C3	C2	C1	簡単な色・数の理解 ができる
B6	B5	B4	B3	B2	B1	簡単な言語理解 ができる
A6	A5	A4	A3	A2	A1	言語理解が できない
戸外歩行 ができる	室内歩行 ができる	室内移動 ができる	座位保持 ができる	寝返りが できる	寝返りが できない	

〈移動機能〉

〈特記事項〉
C：有意な眼瞼運動なし
B：盲
D：難聴
U：両上肢機能全廃
TLS：完全閉じ込め状態

「移動機能」，「知的機能」，「特記事項」の３項目で分類し，例）A1-C のように表記する。
縦軸A，B，C，横軸1，2，3，4が重症心身障害に相当する。

図４－６　横地分類

出典）日本重症心身障害福祉協会：重症心身障害療育学会．横地分類．
　　　https://jushojisha.jp/gakkai/

の QOL を良好に保つことがケアの目的になります。

（3）栄養ケア

① アセスメント　　重症児の栄養ケアにおいて，管理栄養士が指標とすべきアセスメント項目は，①成長曲線の軌跡，②血液検査における栄養指標，③感染症などの罹患頻度，④皮膚・毛髪・爪の状態などの身体所見，⑤嘔吐・下痢・便秘・ダンピング

表4−6 超重症児（者）・準超重症児（者）の判定基準

以下の各項目に規定する状態が6か月以上継続する場合[※1]それぞれのスコアを合算する。

1. 運動機能：座位まで

2. 判定スコア　　　　　　　　　　　　　　　　　　　　　　　　　　　　　　　（スコア）

（1）レスピレーター管理[※2]	=	10
（2）気管内挿管・気管切開	=	8
（3）鼻咽頭エアウェイ	=	5
（4）O₂ 吸入または SaO₂ 90%以下の状態が 10%以上	=	5
（5）1回／時間以上の頻回の吸引	=	8
6回／日以上の頻回の吸引	=	3
（6）ネブライザ 6回以上／日または継続使用	=	3
（7）IVH	=	10
（8）経口摂取（全介助）[※3]	=	3
経管（経鼻・胃ろう含む）[※3]	=	5
（9）腸ろう・腸管栄養[※3]	=	8
持続注入ポンプ使用（腸ろう・腸管栄養時）	=	3
（10）手術・服薬にても改善しない過緊張で，発汗による更衣と姿勢修正を3回以上／日	=	3
（11）継続する透析（腹膜灌流を含む）	=	10
（12）定期導尿（3回／日以上）[※4]	=	5
（13）人工肛門	=	5
（14）体位交換 6回／日以上	=	3

<判定>

1の運動機能が座位までであり，かつ，2の判定スコアの合計が25点以上の場合を超重症児（者），10点以上25点未満である場合を準超重症児（者）とする。

※1　新生児集中治療室を退室した児であって当該治療室での状態が引き続き継続する児については，当該状態が1か月以上継続する場合とする。ただし，新生児集中治療室を退室した後の症状増悪，または新たな疾患の発生についてはその後の状態が6か月以上継続する場合とする。
※2　毎日行う機械的気道加圧を要するカフマシン・NIPPV・CPAP などは，レスピレーター管理に含む。
※3　（8）（9）は経口摂取，経管，腸ろう，腸管栄養のいずれかを選択。
※4　人工膀胱を含む。

出典）鈴木　康ほか：超重症児の判定について　スコア改訂の試み，日本重症心身障害学会誌 33：303-309，2008．

などの消化器症状，⑥栄養食事摂取状況と介護状況，があげられます。そして管理栄養士には，対象児が必要な栄養を，より生理的な方法で安全に摂取でき，対象児と介護者にとって満足度の高い栄養プランを検討し，在宅で無理なく実施していけるようにサポートすることが求められます。

　重症児の体格は病態によってさまざまで，側弯や拘縮により変形したり，四肢の筋肉量が極端に低下しているケース，体動がほとんどなく体脂肪量が多いケースなどがあり，身長を正確に評価することや，適切な体重がどのくらいかを予測することは困難です。痩せの程度や体幹の筋肉量，皮下脂肪量を視診と触診で評価し，成長曲線の軌道を確認してそれぞれのペースで順調に成長しているか，痩せが進行したり，急激な体重増加が生じていないかを確認することが重要です（巻末資料参照）。

　血液検査における栄養指標があれば，異常値がないかどうかを確認します。身体所

見では栄養状態が不良になると，皮膚に湿疹や乾燥がみられたり，毛髪に光沢がなくなり，まばらに色素が脱失したり，爪が白くなったり，感染症にも罹患しやすくなります。皮膚・毛髪・爪などの身体所見に問題がなく，風邪もひかずに元気に過ごしているかを確認します。

消化器症状を確認して，栄養剤の選択や投与ルート，投与タイミング，投与速度など投与方法が適切であるかどうかを評価します。

経口摂取でどのような形状の食事をどのくらいの時間をかけてどれだけ食べているか，安全に食べられているか，栄養剤は何をどのように摂取しているか，それらの摂取はいつだれがどのように介護して行っているか，栄養食事摂取における対象児と家族の満足度について確認します。そして，対象児が必要な栄養を，対象児と家族が無理なく摂取するために，食事の内容は適切か，食事と栄養剤，経口摂取と経管栄養のバランスは適切であるかを評価します。

② 栄養ケアプラン　　エネルギー必要量は安静時エネルギー消費量（REE：resting energy expenditure）を測定している場合は，実測値 mREE に活動係数を乗じて算出しますが，測定値がない場合は，「日本人の食事摂取基準」の基礎代謝基準値を用いて算出した基礎代謝量（BEE：basal energy expenditure）が参考になります[1]。しかし，活動係数も含め重症児のエネルギー必要量は麻痺のタイプ，筋緊張，不随意運動の有無，呼吸状態，体組成などよっても大きく異なるため[2]，前述の算出した暫定値と実際の摂取エネルギー量を比較検討して実施し，体重の変化，身体所見を観察し試行錯誤しながら決定していきます。

重症児は摂食嚥下障害を伴っていることが多く，誤嚥のリスクもあり，経口摂取だけで必要なエネルギー量を摂取することが困難なケースがしばしばみられます。そのような場合は経管栄養の適応になります。経口摂取が可能な食事の形状や量を評価したうえで，不足するエネルギーを経管栄養で補充します。重症児の場合，経管栄養は長期的になるため，胃瘻栄養が第一選択となりますが，胃食道逆流が強く胃内投与が困難な場合は，腸瘻が検討されます。

経管栄養で胃瘻の場合は，個々に合わせてより生理的な栄養と注入方法を選択することができます。自然食品を粉砕したミキサー食は，栄養剤単独投与によるデメリット（栄養剤に含まれない栄養素の欠乏，下痢・嘔吐・ダンピングなどの消化器症状，食物アレルギーがある場合の選択肢が限られてしまうこと，長時間滴下による QOL 低下）の改善が期待できるため，可能な範囲で1食／日でも導入することは有益です。

栄養剤は，乳児期は育児用ミルクを使用し，たんぱく質過負荷にならないよう配慮しながら成長に合わせて徐々に栄養剤に切り替えていきます。また，栄養剤も半固形化にすることで，ミキサー食と同様に消化器症状の改善が期待でき，投与時間の短縮

を図ることができます。投与タイミングや投与方法（ボーラス投与か持続投与か，滴下かシリンジ注入か）は，消化器症状や介護者の負担に配慮しながら検討します。

　経鼻胃管の場合は，液体栄養剤が中心になりますが，味噌汁や野菜ジュース，ベースライスなどを併用して注入することができます。腸瘻の場合は，消化吸収の負担に配慮した栄養剤の選択と長時間投与が必要になります。

　経口摂取が可能な場合は，対象児の発達レベルに合わせた形状で食事をすすめますが，これには，日本摂食嚥下リハビリテーション学会が発表している発達期摂食嚥下障害児（者）のための嚥下調整食分類 2018 を参考にします。経口摂取のみで必要な栄養摂取ができるようになった対象児でも，成長に伴う喉頭部の形態変化によって，摂食嚥下機能が低下するケースが少なくないことを理解しておく必要があります。また，経管栄養が中心の重症児の場合でも，誤嚥のリスクを高めない程度に極少量のペースト食を舐めさせることで，五感を刺激し喜びを感じることができます。

■ベースライス法ミキサー食■ [3) 4)]

　自然食品を粉砕したミキサー食は特定の栄養素欠乏を生じにくく，食物繊維を含有し，適度な粘性を有するため，下痢や嘔吐，ダンピングなどの消化器症状を起こしにくいというメリットがあります。食物アレルギーや腎不全などの疾患がある場合は，それに応じた食材を用いることで病態に応じた栄養食事療法が可能となります。通常のミキサー食は粥や軟菜料理に水分を加えて作成するため，容量当たりの栄養価が低下しますが，水の代わりにベースライス（図）を加えてつくるベースライス法ミキサー食は，ご飯と家族と同じ料理を用いて簡便につくることができ，半消化態栄養剤とほぼ同等の栄養価が得られます。また，ベースライス単独であれば 8Fr. の経鼻胃管からの投与も可能です。
〔ベースライス作成方法〕

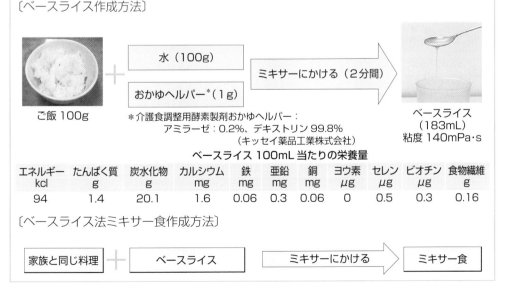

ご飯 100g
水（100g）
おかゆヘルパー*（1g）
ミキサーにかける（2分間）
ベースライス（183mL）粘度 140mPa・s

*介護食調整用酵素製剤おかゆヘルパー：
　アミラーゼ：0.2%，デキストリン 99.8%
　（キッセイ薬品工業株式会社）

ベースライス 100mL 当たりの栄養量

エネルギー kcl	たんぱく質 g	炭水化物 g	カルシウム mg	鉄 mg	亜鉛 mg	銅 mg	ヨウ素 μg	セレン μg	ビオチン μg	食物繊維 g
94	1.4	20.1	1.6	0.06	0.3	0.06	0	0.5	0.3	0.16

〔ベースライス法ミキサー食作成方法〕

家族と同じ料理　＋　ベースライス　→　ミキサーにかける　→　ミキサー食

演習課題：重症心身障害児 [対象児情報]

<table>
<tr><td rowspan="8">プロフィール</td><td>年齢・性別</td><td>5 歳 7 か月，男児</td></tr>
<tr><td>病名・主訴</td><td>・Schinzel-Giedion 症候群　　・West 症候群　　・経口摂取困難　　・水様便</td></tr>
<tr><td>既往歴</td><td>【出生時の状態】在胎 40 週 2 日，身長 48.2cm（－0.3SD），体重 3,122g（－0.7SD），
　　　　　　　　頭囲 32.8cm（－0.5SD）で出生。
【新生児期】生後は搾母乳を経口哺乳していたが，生後 6 か月頃から West 症候
群によるてんかん発作が増悪し，哺乳量低下，体重減少し，経鼻胃管によるレギュ
ラーミルク注入を開始した。
【乳児期】1 歳 5 か月から外来栄養食事指導を開始。1 回/日からエネーボの注入
を開始し，レギュラーミルクは徐々にラコールに切り替えていった。
【幼児期】経鼻胃管のチューブ交換の負担を理由に両親より胃瘻造設希望あり。
長期経管栄養が必要で手術適応と判断，造影検査により PEG 可能となり，5 歳 5
か月時に胃瘻造設術を施行。
【医療的対応】
　・小児神経科：Schinzel-Giedion 症候群，West 症候群
　・新生児科：発達　　　　　・消化器・内分泌科：栄養
　・泌尿器科：外性器異常　　・耳鼻科：滲出性中耳炎
　・その他，眼科・口腔外科・整形外科・リハビリテーション科の複数科でフォ
　　ロー中。</td></tr>
<tr><td>家族構成
キーパーソン
介護力
経済状況</td><td>【家族構成】父，母，弟（2 歳）の 4 人家族。
【キーパーソン】母　【介護力】あり
【経済状況】父は自営業，母は専業主婦。対象児は小児慢性特定疾病による医療
費助成を受給。</td></tr>
<tr><td>ADL</td><td>重症心身障害により寝たきり，全介助。</td></tr>
<tr><td>利用している
サービス</td><td>【訪問看護】3 回/週（入浴介助）</td></tr>
<tr><td rowspan="2">主治医の
指示・
服薬</td><td>指示内容</td><td>対象児に合わせた栄養管理</td></tr>
<tr><td>服薬内容</td><td>・抗てんかん薬　　　　・カルニチン欠乏改善薬　　　　・気道粘膜正常化薬
・催眠薬　　　　　　　・経腸栄養剤（ラコール®）</td></tr>
<tr><td rowspan="4">精神・身体機能</td><td>身体状況</td><td>身長は児のペースで順調に（＋6.5cm/11 か月）伸びているが，体重は横ばいで
肥満度は減少している。視診では筋肉量少なく体脂肪はあり，痩せている印象は
ない。
【皮膚】褥瘡なし，湿疹なし，やや乾燥ぎみ　　【毛髪】茶色　　【爪】正常
【排便】浣腸を 2 回/日，水様便
【活動性】呼吸努力は特になし，筋緊張は弱い，不随意運動なし，
　　　　　自発的体動はほぼなし，ときどき発声あり，追視不明</td></tr>
<tr><td>身体計測</td><td>・身長：95cm（－3.4SD）　　・体重：11.2kg（－2.6SD）
・BMI：12.4kg/m²，68%BMI 基準値</td></tr>
<tr><td>臨床検査</td><td>血液検査</td></tr>
</table>

臨床検査	血液検査	・Hb：14.3g/dL	・TP：6.9g/dL	・Alb：4.5g/dL
		・Se：110μg/L	・BUN：16.9mg/dL	・Cr：0.3mg/dL
		・AST：32IU/L	・ALT：16IU/L	

| 食生活 | 現在の摂取状況 | 【 7：00】ラコール®：140mL/1 〜 1.5hr（自然滴下胃瘻注入）
　　　　　　その後　白湯 10 〜 20mL（シリンジ注入）
【11：00】ラコール®：145mL/1 〜 1.5hr（自然滴下胃瘻注入）
　　　　　　その後　白湯 10 〜 20mL（シリンジ注入）
【15：00】ラコール® 60mL ＋白湯 80mL ＝ 140mL/1 〜 1.5hr（自然滴下胃瘻注入）
【19：00】エネーボ® 95mL ＋白湯 50mL ＝ 145mL/1.5 〜 2hr（自然滴下胃瘻注入）
　　　　　　その後　白湯 10 〜 20mL（シリンジ注入）
【20：00】ラコール®：140mL/1 〜 1.5hr（自然滴下胃瘻注入）
　　　　　　その後　白湯 10 〜 20mL（シリンジ注入）

【総　量】・ラコール®（エネルギー：485kcal，たんぱく質：21.2g，脂質：10.8g，
　　　　　　　炭水化物：75.8g，セレン 1：2.2μg，ヨウ素：0μg）
　　　　　・エネーボ®（エネルギー：114kcal，たんぱく質：5.1g，脂質：3.6g，
　　　　　　　炭水化物：15.0g，セレン：7.6μg，ヨウ素：0μg）
（ごくたまに，だし汁等を水分として注入） |
| | エネルギーと
栄養素
摂取量（/日） | ・エネルギー：599kcal　　　・たんぱく質：26.3g　　　・脂質 14.4g
・炭水化物 90.8g　　　　　　・セレン 19.8μg　　　　・ヨウ素：0μg
・不溶性食物繊維 0g　　　　・NPC/N 比：117 |

■課題：この対象者の栄養支援を考えましょう（p.42 〜 43 参照）。

■医療的ケア児■

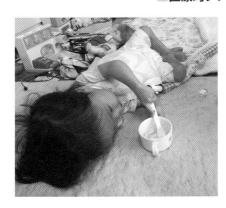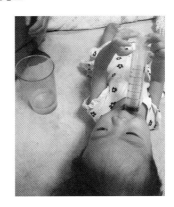

　対象児は 5 歳女児。屈曲肢異形成症。人口呼吸器管理，全身状態は悪くない。

　肺低形成のため体幹の垂直姿勢は禁忌。そのため，食事は経口摂取できるが，体幹を起こしての摂取はできない。

　主治医が，母親がバランスのよい栄養・食事を与えられるようにするための指導を希望し，在宅訪問栄養食事指導を依頼される。

　身長と体重の変化は，4 月：身長 79.0cm，体重 10.5kg → 10 月：身長 80.8cm，体重 10.76kg → 12 月：身長 82.8cm，体重 10.85kg である。

　食事は軟菜食＋おにぎりで，介入前までは肉を食べていなかったが訪問管理栄養士が介入して食べるようになった。

　水は鼻腔から入れていたが，水ゼリーで訓練してシリンジから入れるようになり，現在は，シリコンのコップで飲めるようになった。

3 精神機能の障害と栄養支援

　在宅訪問栄養食事指導を行う管理栄養士にとって，精神機能の疾患がある対象者とのかかわりが困難に思える場合があります。しかし，精神障害を理解することで本来の栄養指導をスムーズに行うことができます。

　臨床の現場で精神障害を診断する場合，多くは DSM（精神疾患の診断・統計マニュアル）や ICD（国際疾病分類）が基準として用いられます。ほとんどの治療は向精神薬の投与によるもので，精神療法や心理療法が併用されます。

　ここでは，在宅訪問栄養食事指導を行う管理栄養士が遭遇する主な精神疾患の中でも，遭遇頻度が高い発達障害，統合失調症，アルコール依存症について述べます。

■ 1）発達障害

（1）疾患の概要

　発達障害（developmental disability）とは，「発達障害者支援法」上では，「自閉症，アスペルガー症候群その他の広汎性発達障害，学習障害，注意欠陥多動性障害その他これに類する脳機能の障害であってその症状が通常低年齢において発現するもの」と定義されていますが，一般的には精神面，運動面の発達に問題があって，日常生活に支障があり，社会適応に向け支援が必要な場合に「発達障害がある」といいます。

　精神発達障害（すなわち，認知面・情緒面・行動面に発達の問題がある場合）としては，①精神遅滞・境界領域知能（MR：mental retardation, borderline mentality），②広汎性発達障害（PDD：pervasive developmental disorder），③注意欠陥多動性障害（ADHD：attention deficit/hyperactivity disorder），④学習障害（LD：learning disability）が主な発達障害とされています。

（2）原　　因

　広汎性発達障害については，結節性硬化症やフェニルケトン尿症など特定の病気や，胎内あるいは生後の感染症が示唆される場合もありますが，多くは原因不明です。

（3）病　　態

　育て方や対応はライフステージによっても異なりますが，基本的には「その子の力をできるだけ伸ばし，できるだけ自立させ，社会参加をさせる」といった考え方で臨み，特別な意識をもたないことが大切です。

　① 乳児期，幼児期　　乳児期には，比較的おとなしく手がかからないという子どもが多いといわれます。幼児期は，視線が合いにくい，呼びかけに応じない，言葉の遅れなどが目立ちます。生活習慣が身に付きにくいため，特に食習慣においては，おとなしくしているからといった理由で，「ながら食べ」や「同じものばかり食べる」な

どの食生活にならないよう注意が必要です。

　② 学童期，思春期　　学童期は基本的な身辺自立を図り，適切な食習慣・生活習慣を身に付けることが重要です。思春期以降は発達障害の重症度や環境などで差はあるものの，母子分離を進めていき自立を目指します。

　③ その他　　精神科的な合併症としては，てんかん，睡眠障害，情緒障害，著しい多動性，精神病様症状（幻覚・妄想）などがあげられます。

　身体合併症があっても，本人が気付きにくく，症状もうまく訴えられず，ときには，そのために重症化してしまうこともあります。よく認められる身体合併症にアレルギー疾患があります。また，噛まない・丸飲みなどから胃炎なども多い疾患です。

　小児期から念頭に置いて対処する必要があるのは，肥満，高血圧，高脂血症，高尿酸血症，糖尿病などの生活習慣病です。高度の肥満では心肺への負担も大きなものとなります。また異食行為のある場合にも注意が必要です。

（4）　在宅栄養食事指導の基本方針

　食事に集中できる環境をつくり，規則正しい食生活ができるように配慮します。食の楽しみを感じ，コミュニケーションをとるためには，対象者の嗜好に合った食を提供することが大切ですが，お菓子や嗜好飲料が多くならないようにすることや，バランスがとれた食事になるよう心がける必要があります。

　多動性のある場合などは，特にエネルギーやたんぱく質の摂取量に注意します。食嗜好の偏りから，極度の痩せや肥満などがみられることもありますので，必要栄養量と摂取量の確認が必要です。

2）　統合失調症

（1）　疾患の概要

　統合失調症（schizophrenia）は，幻覚や妄想を特徴的な症状とし，異常な思考や行動，感情表現の減少，意欲の低下，日常的な役割（仕事，対人関係，身の回りの管理など）の遂行に障害が現れる精神疾患です。有病率は成人の0.5 ～ 1.5%（100人に1人）で，発症は15 ～ 30歳くらいとされています。また，本来の身体脆弱性と薬の副作用から誘引される身体合併症，生活習慣の乱れなどにより，統合失調症患者の平均寿命は一般人に比べ10 ～ 15年短いといわれています。

（2）　原因と治療

　統合失調症の原因は，今のところ明らかではありません。治療は，投薬と心理社会療法が中心で，長期にわたる服薬を必要とします。服薬により精神症状が軽減する反面，多くの副作用が発現し身体合併症をひき起こすため，在宅での栄養ケアについては，その身体合併症を軽減しQOLを向上することが重要になります。

（3）病　　態

抗精神病薬の副作用を表4-7に示します。

（4）在宅栄養食事指導の基本方針

精神症状が安定してセルフモニタリングが可能であれば，定期的な体重測定などを行います。メタボリックシンドロームが問題の場合は，食習慣の問題点を見出して改善プランを提示する必要もあります。

金銭管理など生活自立へ向けた問題がある場合は，担当の医師や精神保健福祉士などとの多職種協働にて自立へ向けた支援を行います。

健康意識が低く，自己管理が不十分な場合が多いため，口腔内状態が悪く残存歯数が少ない場合が多いのも特徴のひとつです。そのため，食事もよく噛まないなどで，のど詰めなどもみられます。口腔ケアを実施し，咀しゃく・嚥下機能の改善とそれに見合った食事形態を提案することが必要です。

また，抗精神病薬の抗コリン作用により，多くの対象者に便秘がみられます。対症療法として下剤が投与されますが，下剤の長期使用は，大腸黒皮症や巨大結腸，麻痺性イレウスなどの合併症を発症しますので，腸内フローラを改善するヨーグルトなどのプロバイオティクス*や，オリゴ糖や食物繊維などのプレバイオティクス**を積極的に摂取するようすすめます。

表4－7　抗精神病薬の副作用

副作用	症　　　　　　状
ドパミン抑制作用	錐体外路症状（代表的なものとしてパーキンソン病様の症状） ・振　　戦 ・アカシジア（静座不能症；座ったままでじっとしていられず，そわそわと動き回る） ・アキネジア（自発的に運動しようとしても動き始めるまでに時間がかかったり，動き始めても緩慢な動作しかできない） ・急性ジストニア（筋肉が異常に緊張してしまった結果，無意識に異常な姿勢や動きをしてしまう） ・遅発性ジスキネジア（自分では止めらない，または止めてもすぐに出現するおかしな動き）　　　　　　　　　　　　　　　　　　　　　　　　　　　　　など
抗コリン作用	アセチルコリンの抑制による消化管の活動低下など ・口　　渇 ・便秘（下剤の長期投与により巨大結腸や麻痺性イレウスなどをひき起こす） ・排尿障害
その他の作用によるもの	・食欲亢進や代謝異常　　　　・口渇による清涼飲料水の多飲 ・鎮静作用による活動性の低下と生活習慣の乱れによる体重増加，脂質異常症 ・糖尿病の発症 ・心室細動や不整脈などの循環器症状 ・高プロラクチン血症　　　・誤嚥性肺炎，のど詰め　　　・悪性症候群　　　・水中毒 　　　　　　　　　　　　　　　　　　　　　　　　　　　　　　　　　　　など

＊プロバイオティクス：宿主に有益に働く生きた細菌（＝有用菌）によって構成される微生物。乳酸菌，ビフィズス菌，納豆菌などの生菌製剤，発酵乳が相当する。
＊＊プレバイオティクス：大腸に常在する有用菌を増殖させるか，あるいは有害な細菌の増殖を抑制することで宿主に有益な効果をもたらす難消化性食品成分。

■ 3）アルコール依存症

（1）疾患の概要

　アルコール依存症（alcoholism）は，大切な家族，仕事，趣味などよりも飲酒をはるかに優先させる状態です。個人の自己責任の病気ではなく，脳の病気であり，確定診断は ICD-10 診断ガイドラインに従います。具体的には以下のような症状が認められます。

　① 飲酒のコントロールができない　　その典型は連続飲酒です。コントロール障害と表現されます。

　② 離脱症状　　血中アルコール濃度が低下すると自律神経症状（手や全身の震えや発汗）や精神症状（イライラ感や幻覚など）が現れます。

　③ 健康問題などの原因が飲酒とわかっていながら断酒ができない　　アルコール依存症患者の多くは，事故，家庭内暴力，虐待，家庭崩壊，失職，借金などの家庭的・社会的問題を引き起こします。また，アルコール依存症患者の平均寿命は一般人に比べ15 〜 20 年短いといわれています。

（2）原因と治療

　個人差はあるものの，原因は多量飲酒です。治療の基本は入院治療であり，①解毒治療，②リハビリテーション治療，③退院後のアフターケア，の 3 段階に分けられます。抗酒薬（ジスルフィラムとシアナミド）の服用と，断酒継続のための自助グループへの参加（AA〔alcoholics anonymous〕と断酒会）が有効です。

（3）病　　態

　大量飲酒に伴う主な問題としては，臓器障害では，肝障害，膵障害，高血圧，糖尿病，脳血管障害，ホルモン異常，悪性腫瘍など，精神神経障害では，コルサコフ，認知症，末梢神経障害，意識障害，うつ病，睡眠障害，嫉妬妄想などがありますが，身体・精神的な合併症は多種多様です。

　アルコール依存症は，他の精神疾患と比べ治療につながるケースが圧倒的に少なく，日本では 107 万人の患者のうち治療を受けているのはたったの 4 万人に過ぎません。この状況をトリートメントギャップといいます。

　アルコール依存症には「否認」と「自己中心性」の問題があります。否認についてみると，第一の否認は「私はアルコール依存症ではない」というもの，第二は「私は酒さえ飲まなければ，何の問題もない」というものです。否認は，本人が問題をまったく認めないか，または過小評価する状況をさします。自己中心性とは，物事を自分に都合のよいように解釈し，ほかの人に配慮しないことです。これらの心理的特性は，飲酒を続けた後から形成されたものであることがほとんどで，否認の適切な処理は，治療の成否を決める大きな要因となります。

（4）栄養ケア

アルコール依存症患者の在宅栄養ケアにおいては，アルコール代謝に必要なビタミンB群，葉酸の不足に注意します。

多くの患者は，アルコールを中心に摂取しているため，食事のバランスは崩れています。そのため，BMIは痩せ〜標準が多いのですが，ほとんどの患者が脂肪肝に罹患しています。さらに，肝硬変や肝不全になっている場合はそれらの病態に即した栄養指導を行う必要があります。糖尿病を合併している場合は特に，断酒の反動による飲酒に起因するアルコール性ケトアシドーシスに注意が必要です。

家族と同居している場合の栄養食事指導は，家族関係も含めた支援が必要となりますが，特にイネイブル（共依存関係：アルコール依存症患者が回復しないでいることを可能にしてしまうシステム。本人ができないことを手助けしたり，肩代わりしたりすることで，飲酒を可能とし症状を助長させてしまうこと）の関係に注意し，患者本人に正しい栄養の知識の理解をしてもらい，行動変容できるように促します。

肝臓病や糖尿病の栄養食事指導と思っていたところ，アルコール依存症だと気付いた場合の望ましい対応は，専門医療機関への紹介です（トリートメントギャップ対策）。栄養食事指導は行動科学的手法（認知行動療法など）が中心となりますが，何よりも大切なのは，管理栄養士・栄養士がアルコール依存症の知識を身に付け，疾病への誤解と偏見の解消をすることです。

表4-8　低栄養状態のリスク判定

リスク分類	低リスク	中リスク	高リスク
BMI	18.5〜29.9	18.5未満	
体重減少率	変化なし （減少3％未満）	1か月に3〜5％未満 3か月に3〜7.5％未満 6か月に3〜10％未満	1か月に5％以上 3か月に7.5％以上 6か月に10％以上
血清アルブミン値	3.6g/dL以上	3.0〜3.5g/dL	3.0g/dL未満
食事摂取量	76〜100％	75％以下	
栄養補給法		経腸栄養法 静脈栄養法	
褥瘡			褥瘡

【低栄養状態のリスク判定】
・すべての項目が低リスクに該当する場合……低リスクと判断。
・高リスクにひとつでも該当する項目がある場合……高リスクと判断。
・それ以外の場合……中リスクと判断。
・BMI，食事摂取量，栄養補給法については，その程度や個々人の状態等により，低栄養状態のリスクは異なることが考えられるため，対象者個々の程度や状態等に応じて判断し，「高リスク」と判断される場合もある。

出典）厚生労働省：栄養スクリーニング（通所・居宅）様式例より「低栄養状態のリスク分類」.

4　高齢者にみられる障害への栄養支援

1）低 栄 養

　高齢者の特徴は，身体機能・認知機能における個人差が大きく，自立した高齢者であっても何らかの援助が必要なことが少なくないことです。生活環境・経済状況もさまざまで，必要な社会的サポートも異なります。長年の生活習慣・食事内容にも個人差が大きく，栄養・食事についての課題も低栄養，過栄養などさまざまです。成人以降の体格に関する調査をみると，肥満者は加齢とともに減少傾向ですが，痩せ（BMIが18.5以下）の者は加齢とともに増加しています。近年，高齢者では低体重者と比較して肥満傾向者のほうが慢性疾患の予後がよいことから，肥満よりも低栄養の予防が重視されています。

(1)　低栄養による筋肉量の減少

　低栄養状態では，体内の筋肉量が減少し，全身の筋力が低下します（サルコペニア）。筋力が低下すると，日常生活動作（ADL）が減り，不活発な生活スタイルとなって食欲が低下することで，さらなる低栄養状態へとつながるおそれがあります。また「食べる」という行為に注目した場合も，低栄養状態による全身の筋力低下は，嚥下機能と関連の深い口や喉にある筋肉や，食事のときに姿勢を保持する筋肉の能力低下をひき起こします。その結果，息こらえ時間が短くなり，誤嚥しやすくなったり，排痰能力が低下して誤嚥したものを吐き出せないという摂食嚥下障害が生じて食事量が自然に少なくなり，さらに，低栄養のリスクが高まるという悪循環に陥ります。この悪循環を断ち切り，低栄養状態を起こす要因を見つけ，適切にケアを行うことが重要です。低栄養は，自覚症状がないことも多く，対象者本人や介護者も気がつかないことがあります。高齢者の日常の食事状態を確実に把握し，低栄養になっていないか，低栄養の要因はないか，について常に注視することが大切です。

(2)　栄養状態の評価

　臨床的指標（基礎疾患，既往歴，自覚症状，血清アルブミン値など）と，栄養状態の評価ツールを組み合わせて栄養状態を評価します。栄養状態の評価ツールには，主観的包括的アセスメント（SGA：subjective global assessment），簡易栄養状態評価表（MNA-SF：mini nutritional assessment-short form）などがあります（巻末資料参照）。しかし，高齢者（特にコミュニケーションがとりにくい認知症患者）の場合には，これらの指標を用いて評価することは困難です。そのためには，日ごろから体重や食事摂取量などに変化がないかに注意を向けることが大切です。特に体重の変化はわかりやすい指標です。「食事量が減ってきた」，「6か月前くらいから意図しない体重減少がある」，「食欲がない」などの変化や状態がみられる場合は低栄養の可能性がありま

す。表4-8（p.70参照）に低栄養状態のリスク分類を示します。

　低栄養を知るための指標のひとつに血清中のたんぱく質があります。総たんぱく量（TP，6.5g/L以上）や血清アルブミン値（Alb，4.0g/L以上）などです。風邪や肺炎などの疾病がみられない場合ではそれらの低下（アルブミンでは3.5g/dL以下）は，一般的に栄養状態が悪いことを示します。

■ 2）脱　　水

　高齢者のQOLを栄養・食事の面から考えるとき，栄養とならんで重要なのが，水分の摂取量です。高齢者は脱水症状を起こしやすい状態にあります。特に，血液・尿・汗の量が減ることは，健康状態に悪影響を与えます。脱水状態が続けば，脳梗塞や心筋梗塞の発症にもつながりかねません。脱水を防ぐためには，水分を頻繁にとること，日常の様子から脱水症のサインを見逃さないことが重要です。在宅療養者では脱水が多くみられますが，脱水の場合には血液検査の数値は見かけ上高値となりますので，評価には注意が必要です。

　1日の水分必要量は食事とは別に1〜1.5L程度です。特に高齢者では筋量の減少によって保水量が低下しており，脱水を起こす危険性はきわめて高いといえます。しかし，高齢者が十分な水分量をとることは決して簡単なことではありません。身体が受けつけなかったり，トイレの不安を抱えていたり，飲まない理由はさまざまです。身近でケアをする介護者が，水分をとることができない，とりたがらない原因を見つけて，水分をとりたい，あるいは水分を飲みやすい環境を整える必要があります。一般に，1日に必要な水分量の目安は，以下の式で算出します。

1日に必要な水分量の目安 ＝ 現体重（kg）× 30mL

■ 3）褥　　瘡

（1）褥瘡生成のメカニズムと栄養

　アルブミンは血液の膠質浸透圧の維持に中心的な役割を担うことから，その濃度低下は浮腫の原因ともなります。たんぱく質の不足は骨突出や皮膚組織の耐久力低下を招きます。また，たんぱく質は皮膚組織の修復機能にも不可欠であり，不足は褥瘡の創傷治癒遅延につながります（図4-7）。

　高齢者や褥瘡患者ではたんぱく質の1日の必要量は1.25〜1.5g/kgとされていますが，これらは年齢や身体活動レベル，疾患や環境などによって異なります。

　エネルギー摂取量は，不足することで褥瘡のリスクが高くなります。加えて，血清中の鉄・亜鉛・銅などの低下も創傷治癒遅延につながります。特に亜鉛欠乏は味覚

障害をきたし，慢性的な食欲低下を介して低栄養に陥るリスクを高めます。

　褥瘡患者の多くは亜鉛欠乏の状態との報告もあり，必要時には補充を行うことを考慮すべきです。また，ビタミン類の不足も褥瘡の予防・治癒に大きく影響します。ビタミンAやCの不足によって皮膚支持組織や毛細血管が脆弱化します。また，ビタミンB群や葉酸，ビタミンDの不足は，貧血やサルコペニアにつながり，全身倦怠感や無力感を招き，ADLを低下させる要因となります。

　褥瘡患者では排せつや不感蒸せつ以外に，浸出液による水分損失も生じます。ただ，過剰な水分補充は浮腫を招き，皮膚の耐久性を低下させる場合もあり，注意が必要です。

（2）体位や皮膚のケア

　体位については，長時間同じ姿勢にしないようこまめな体位変換に気をつけます。体圧を1か所に集中させないよう，寝返りができない対象者の場合には体圧分散マットレスを積極的に利用します。

　皮膚のケアの主眼は清潔を保つことです。過剰な清拭やマッサージなどを行うと，損傷や炎症が悪化する場合があります。なお，化膿がなければ消毒の必要はありません。

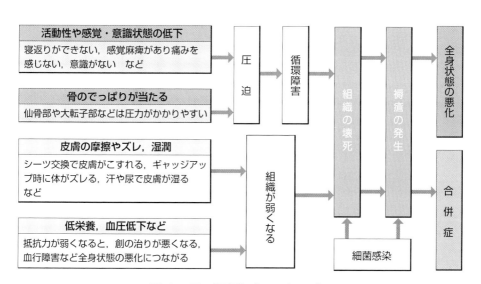

図4−7　褥瘡生成のメカニズム

出典）美濃良夫編：高齢者介護急変時対応マニュアル，講談社，2007より改変.

演習課題：低 栄 養 ［対象者情報］

<table>
<tr><td rowspan="12">プロフィール</td><td>年齢・性別</td><td colspan="3">77歳，男性</td></tr>
<tr><td>病　名</td><td colspan="3">外傷性腰椎破砕骨折術後廃用症候群，MCI（HDS-R　21点），高血圧症，せん妄あり</td></tr>
<tr><td>既往歴</td><td colspan="3">70歳：外傷性腰椎破砕骨折術後廃用症候群，73歳頃：高血圧症</td></tr>
<tr><td>家族構成
キーパーソン
介護力
経済状況</td><td colspan="3">【家族構成】妻と2人暮らし
【キーパーソン】妻
【介護力】あり，ただし妻も喘息治療中。
【経済状況】年金生活だが経済的な問題はない。</td></tr>
<tr><td>居住環境・住居
など</td><td colspan="3">【すまい】木造一戸建て，通院のために大学病院近くに転居。
【屋内】すべて手すりつきバリアフリー。</td></tr>
<tr><td>ＡＤＬ</td><td colspan="3">右下肢麻痺
【認知症の中核症状】・短期記憶：問題あり
　　　　　　　　　　・日常の意思決定を行うための認知能力：いくらか困難
　　　　　　　　　　・自分の意思の伝達能力：いくらか困難
【移乗】見守り　【移動】一部介助　【歩行】一部介助　【着脱衣】一部介助
【入浴】介助　　　【食事】一部介助，何とか自分で食べられるときもある</td></tr>
<tr><td>ＩＡＤＬ</td><td colspan="3">【調理・買い物・掃除】やらない　　　【服薬】一部介助</td></tr>
<tr><td>日常生活自立度</td><td colspan="3">障害高齢者の日常生活自立度　（J1・J2・A1・A2・B1・B2・C1・C2）
認知症高齢者の日常生活自立度　（なし・Ⅰ・Ⅱa・Ⅱb・Ⅲa・Ⅲb・Ⅳ・M）</td></tr>
<tr><td>介護認定等</td><td colspan="3">介護認定　（要支援1・2　　要介護1・2・3・4・5）</td></tr>
<tr><td>利用している
サービス</td><td colspan="3">【訪問看護】2回/週（入浴介助）
【訪問リハビリテーション】1回/週</td></tr>
<tr><td rowspan="2">主治医の
指示・
服薬</td><td>指示内容</td><td colspan="2">6か月で体重減少5kg，食欲なく，低栄養状態であることから指導依頼。
【指示栄養量/日】・エネルギー：1,700kcal　・たんぱく質：70g　・食塩：6g未満</td></tr>
<tr><td>服薬内容</td><td colspan="2">・降圧薬（カルシウム拮抗剤）
・消化性潰瘍治療薬（プロトンポンプ阻害剤）　　・抗うつ薬
・非ステロイド系抗炎症剤　　・便秘治療薬（緩下剤）</td></tr>
<tr><td rowspan="2">在宅訪問の経緯</td><td>在宅訪問
栄養食事指導
介入の経緯</td><td colspan="2">・5年前に大学病院形成外科から退院。
・交通事故の外傷による腰椎破砕骨折，外傷性くも膜下出血を受傷。
・腰椎術後の傷が難治性潰瘍形成により手術したが，傷の閉鎖までに2年を要した。在宅訪問診療にて対応。
・この半年，せん妄も強くなり，昼夜逆転のこともある。体重も減少し，食欲低下している。
・もともと体格はよかった。
・最近，食欲がなく，飲み物ばかりに手が出る。
・妻の持病も悪化傾向にあり，歩いて10分のスーパーにも買い出しに行けず，歩いて3分のコンビニで惣菜を購入することが多くなった。
・高齢の妻に対して，負担のないような「食事」「間食」について栄養指導の指示が出された。</td></tr>
<tr><td>本人・介護者
の意向</td><td colspan="2">【本人】このごろ，暑いから食べたくない。もともと体格がいいから食べなくても大丈夫。
【妻】本人が食欲はないというので，好きな物を買ってきている。ただ，体重が減っているので心配。</td></tr>
</table>

精神・身体機能	心身・精神状況	・1日中，ベッドや居間の椅子に座っている。 ・最近，せん妄で，夜間に怒鳴ることがある。 ・認知機能においては，日常の事柄の理解には今のところ問題ない。			
	身体状況	【血圧】135/85mmHg 【症状】食欲不振，体重減少，倦怠感，右下肢の痛み，腹部膨満感あり， 　　　便秘（緩下剤使用），うつ傾向，咀しゃく・嚥下は問題ない。			
	身体計測	・身長：162cm　　　・体重：47.5kg　　　・BMI：18.1kg/m^2			
	臨床検査	血液検査	・Hb：11.8g/dL　　　　　　・Ht：44%　　　　　　　・RBC：498 × 10^4/μL ・PLT：25.8 × 10^4/L　　　・Alb：3.4g/dL　　　　　・WBC：5800/μL ・CK：1.02IU/L　　　　　　・LDL-C：155mg/dL　　　・HDL-C：53mg/dL ・TG：128mg/dL　　　　　・BS：86mg/dL　　　　　・HbA1c：5.1% ・UA：8.1mg/dL　　　　　　・AST：17IU/L　　　　　　・ALT：13 IU/L ・γ-GTP：43IU/L		

食生活	食習慣と現在の摂取状況	・食欲がない。1日中，嗜好飲料を摂取している。食事は少量摂取。 ・夕食に毎晩ビールを摂取。 ・摂食嚥下には問題ない。			
	食事内容（朝・昼・夕の例）		【朝食】8時	【昼食】13時	【間食】1日中	【夕食】18時

			【朝食】8時	【昼食】13時	【間食】1日中	【夕食】18時
食生活	食事内容（朝・昼・夕の例）	1日目	・食パン8枚切り1枚 ・チョコレート2かけ ・牛乳マグカップ1/2	・チャーハン1/3人前	・コーヒー牛乳600cc ・野菜ジュース200cc	・手羽元1本 ・ビール350mL
		2日目	・食パン8枚切り1枚 ・チョコレート2かけ ・牛乳マグカップ1/2	・とろろそば2口	・コーヒー牛乳600cc ・レモン味炭酸飲料400cc	・いなり寿司1個 ・ビール350mL
	エネルギーと栄養素摂取量(/日)	・エネルギー：約950kcal　　　・たんぱく質：20～25g　　　・食塩：2～3g				

■課題：この対象者の栄養支援を考えましょう（p.42～43参照）。

■介護者（夫）が調理した食事■

対象者は80歳代女性。脳梗塞後遺症。胃ろう造設，昼食のみ経口摂取。

食事は80歳代の夫が作っている。訪問当初は管理栄養士と一緒に調理し，現在ではこのような食事を夫が用意している。

品数が多いことが対象者には「食べなければいけない」という負担になっており，品数を減らすよう提言したが，夫は「少ない品数では，食べたがらないと困る。いろいろあれば，何かを食べるだろう。」という思いでいる。管理栄養士は二人の思いを聞きながら調整している。

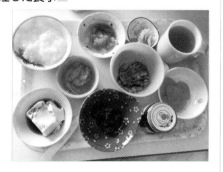

■ 4）慢性閉塞性肺疾患；COPD

慢性閉塞性肺疾患（COPD：chronic obstructive pulmonary disease）は，重症化すると全身性炎症から起こる栄養障害が高頻度にみられ，この栄養障害が体重・呼吸機能・運動耐容能の低下やサルコペニアと関連します。

（1）COPD による体重減少

　COPD の体重減少などの主な原因は，エネルギー代謝の活発化による脂肪量の減少，骨格筋量の減少，肺過膨張や横隔膜換気効率低下による呼吸筋の仕事量の増加による代謝異常などが関与しています。これらを補うために身体構成成分のたんぱく質である筋たんぱく質が消費され，呼吸筋が消耗しさらに悪循環を形成することが示されています。% IBW（標準体重比）が減少した COPD 患者では呼吸筋力の低下も認められます。LBM（徐脂肪体重）の減少は運動耐容能の低下と関連しており，体重減少がある COPD 患者は，QOL の低下，入院，呼吸不全へのリスクが高いことが示唆されています[1]。

　急性増悪の誘因の多くは肺感染症の合併症ですが，栄養障害に関連した非特異的な免疫能の低下も危惧されます。食事摂取量の低下はもとより，全身性炎症に寄与する内分泌ホルモンの変化，TNF（tumor necrosis factor；細胞間の情報を伝達する物質であるサイトカインの一種。不要な細胞の排除，感染防御，抗腫瘍作用をもつ）の産生などが体重減少のある COPD 患者の血液中で増加していることが指摘されています。推奨される評価項目に追加する項目は以下のとおりです。

> ・ホルモン　　　　・サイトカイン　　　　・呼吸筋力（最大呼気筋力と吸気筋力）
> ・骨格筋力（握力）
> ・PNI（%）：栄養・免疫能総合的指標，予後栄養指数

＊ PNI：prognostic nutritional index，血清 Alb と総リンパ球数を用いた栄養指標。
　　　PNI = 10 × Alb+0.005 ×総リンパ球数

（2）栄養ケア

　栄養ケアでは，①十分なエネルギーとたんぱく質の補給，②ミネラルの摂取，③横隔膜が COPD により圧迫されているため少量頻回食，④セルフマネジメントによる栄養教育，などが推進されています。

　在宅で療養している高齢の COPD 患者は除脂肪体重（LBM）や筋力の低下，身体機能低下を伴うことからフレイル予防の栄養ケアが重要なポイントになります。

　① エネルギー　　エネルギー摂取量は次の式で算出します。

> 基礎代謝量 × ストレス係数＊ × 身体活動量 ＝ 必要エネルギー量
>
> ＊ストレス係数：腹膜炎・敗血症…1.2 ～ 1.4，重症感染症…1.5 ～ 1.6

②　ミネラル　　　リン，カリウム，カルシウム，マグネシウムは，呼吸筋の機能維持に必要であり，特にリンのじゅうぶんな摂取が重要です。

③　脂　　　質　　　心不全が合併しやすいため，動脈硬化の促進因子となる動物性脂質や飽和脂肪酸を多く含む食品はひかえ，n-3 系脂肪酸の多い食品を利用します。

④　食事の工夫　　　喫煙は肺機能を低下させるばかりか食欲低下因子が含まれているため，禁煙にします。6 回食など分食にして 1 回に食べる量を減らし，少量で高エネルギー，高たんぱく質の食品をとるよう考慮します。

新鮮な食材，旬のもの，うまみなどを工夫し，さっぱりとした食品を利用して対象者の嗜好に合わせたおいしく食べられる食事を整えます。一方，炭酸飲料などのガスが発生し腹部膨満感をきたすものは避けます。食べられないときは栄養補助食品を利用し必要量を満たす努力をします。

(3) COPD 患者の QOL

呼吸困難感が強い COPD 患者では，呼吸困難を起こし，身体活動を著しく制限してしまう例があります。このような場合には呼吸筋の運動療法を行い，呼吸困難感を軽減させ，運動耐容能を増大させる必要があります[2]。運動と栄養食事療法による包括的呼吸リハビリテーションが提唱されています。在宅酸素療法を行っている場合は，呼吸状態にもよりますが，ストレスは低くなります。

さらに摂食嚥下障害の合併も多くなっています。COPD 患者の 65% が主観的な嚥下障害を訴え，49% で有意な摂食嚥下障害を認めたという報告があります。嚥下に関する要因は多々あり，嚥下機能評価を確認し，個々の対象者の嚥下状態に合う食事形態にする必要があります。

演習課題：慢性閉塞性肺疾患；COPD ［対象者情報］

<table>
<tr><td rowspan="11">プロフィール</td><td>年齢・性別</td><td>70 歳，男性</td></tr>
<tr><td>病名・主訴</td><td>慢性閉塞性肺疾患，高血圧，うっ血性心不全　【主訴】息切れ，呼吸困難</td></tr>
<tr><td>既 往 歴</td><td>65 歳（10/29 ～ 11/ 2）：狭心症，（同年 11/8 ～ 12/2）：肺炎</td></tr>
<tr><td>家族構成
キーパーソン
介 護 力
経済状況</td><td>【家族構成】一人暮らし。長女は近所に在住。
【キーパーソン】孫，娘
【介護力】あり
【経済状況】年金生活</td></tr>
<tr><td>居住環境・住居
など</td><td>【すまい】県営住宅
【屋内】２ＤＫ，ホームヘルパーが掃除をする。
【台所】食事は孫，娘が持参して冷凍したものを解凍。</td></tr>
<tr><td>Ａ Ｄ Ｌ</td><td>在宅酸素を使用し歩行。
【寝返り・起き上がり】自立　　　　　【移乗】自立　　　　【移動】自立
【歩行】たまに外出（在宅酸素使用）　【着脱衣】自立　　【入浴・洗身】自立
【食事】自立</td></tr>
<tr><td>Ｉ Ａ Ｄ Ｌ</td><td>【調理・買い物・掃除】全介助
【服薬】自立
【金銭管理】娘管理</td></tr>
<tr><td>日常生活自立度</td><td>障害高齢者の日常生活自立度（J1）・J2・A1・A2・B1・B2・C1・C2)
認知症高齢者の日常生活自立度（なし）・Ⅰ・Ⅱa・Ⅱb・Ⅲa・Ⅲb・Ⅳ・M)</td></tr>
<tr><td>介護認定等</td><td>介護認定（要支援１・２，要介護①・2・3・4・5）</td></tr>
<tr><td>利用している
サービス</td><td>【訪問看護】1 回 / 週　　　　【訪問歯科】1 回 / 月　【訪問介護】（2 回 / 週）
【訪問栄養食事指導】1 回 / 月　【訪問リハビリテーション】1 回 / 週
【訪問入浴】1 回 / 週
【福祉用具レンタル】介護用ベッド，歩行器，車椅子，スロープ
【在宅酸素療法】酸素濃縮器レンタル</td></tr>
<tr><td></td><td></td></tr>
<tr><td rowspan="2">主治医の
指示・
服薬</td><td>指示内容</td><td>・体重増加が多く水分管理ができない。低栄養なので栄養状態を安定させてほしい。
【指示栄養量/日】・エネルギー：1,600 ～ 1,800kcal　　　・たんぱく質：70g
・食塩：6 g 未満　　・脂質：60g（30％）　　・炭水化物：220g（53％）
・水分：1,600 ～ 1,800mL</td></tr>
<tr><td>服薬内容</td><td>・合成副腎皮質ホルモン製剤　　・降圧薬（抗アルドステロン性利尿剤）
・降圧薬（アンジオテンシンⅡ受容体拮抗剤）</td></tr>
<tr><td rowspan="2">在宅訪問の経緯</td><td>在宅訪問
栄養食事指導
介入の経緯</td><td>・医師からの指示は基本的な心不全の栄養食事療法と低栄養の改善。
・居宅サービス計画書のケアプランを見ると，「安心して外出できるようになりたい，リハビリテーションをして呼吸を楽にしたい」という要望があり，それをかなえるためにも，免疫力，体力を付ける栄養介入の必要性を中心に実施した。</td></tr>
<tr><td>本人・介護者
の意向</td><td>【本人】住み慣れたところでひとり暮らしを続けたい。安心して外出できるようになりたい。
　　　　呼吸が苦しくなると不安になる。栄養食事療法やリハビリテーションをして呼吸を楽にしたい。
【家族・介護者】ひとり暮らしで心配だ。食事も食べているかどうかわからない。</td></tr>
</table>

精神・身体機能	心身・精神状況		・安定している。		
	身体状況		・安定しているが，呼吸苦が著しい ・歩行速度低下		
	身体計測		・身長：150.0cm　　・体重：49.2kg（半年で3.9%の体重減少あり） ・BMI：21.9kg/m² ・体脂肪率：29%　・LBW：36.2kg　・上腕周囲長：28cm ・上腕筋周囲長：24.5cm（112%）　　・上腕筋面積：48cm² ・上腕三頭筋皮下脂肪厚：11cm（110%）　・腹囲：88cm		
	臨床検査	血液検査	・Hb：12g/dL　　　・Alb：2.7g/dL　　　　・T-Cho：215mg/dL ・BS：92mg/dL　　・BUN：11mg/dL　　・Cr：0.79mg/dL		
食生活	食習慣と現在の摂取状況		・飲水でむせあり。 ・間食はほとんどとらないが，サイダーをコップ5杯/日（600mL）。		
	食事内容（朝・昼・夕の例）		【朝食】7時半頃 ・ごはん ・漬物 ・みそ汁	【昼食】 ・回転ずし　6皿 ・サイダー　約600mL	【夕食】19時頃 ・ロースカツカレー
	エネルギーと栄養素摂取量（/日）		・エネルギー：1,500 ～ 1,800kcal　　・たんぱく質：30g　　・水分：1,500mL ・食塩：6g未満 　　　　　　　　　　　　　　　　　　　　　　（聞き取りによる食事摂取量）		

■課題：この対象者の栄養支援を考えましょう（p.42 ～ 43参照）。

■ 5）認 知 症

認知症のレベルを評価する指標には，長谷川式認知症スケール（HDS-R）や精神状態短時間検査（MMSE；ミニメンタルステート検査）などがあり（巻末資料参照），その重症度は簡単に判断できます。しかし，認知症が診断され原因疾患が明らかな高齢者は，施設入居者でさえも少なく，ましてや在宅高齢者となるときわめて少数です。現にある周辺症状から，どのタイプの認知症であるかを推測し，対象者に負担がかからないようにその症状にさりげなく対応することが原則です（表4-9）。

（1）認知症のタイプ

認知症のタイプはさまざまですが，主なものとして以下の４つがあげられます。

① アルツハイマー型認知症（AD：alzheimer's disease）　高齢者では最も多い認知症の原因疾患です。精神症状には，妄想，意欲低下，易怒性が認められ，重症化すると失語，失行，失認があります。

② レビー小体型認知症（DLB：dementia with Lewy bodies）　大脳皮質ニューロンにレビー小体ができることが特徴です。多くの場合，パーキンソン症状を認めます。精神症状には，具体的な幻覚（幻視），妄想，異常行動，焦燥などがあります。

③ 脳血管性認知症（VaD：vascular dementia）　脳血管障害（小梗塞が多発することが多い）が原因疾患です。症状は梗塞部位によって異なり，歩行障害，嚥下障害，構音障害，排尿障害などが認められます。

④ 前頭側頭葉変性症（FTLD：frontotemporal lobar degeneration）　前頭葉と側頭葉の萎縮がゆっくり進行することが原因です。精神症状には，性格の変化，社交性の低下・消失，脱抑制，常同行動などがあります。

表４－９　認知症のタイプによる主な食行動の変化

タイプ	主な食行動の変化
アルツハイマー型認知症 (AD)	・家事や仕事の段取りが悪くなる。 ・食器の使い方がわからない（実行機能低下・空間認知能低下）。 【軽症】・食べたことを忘れる。　・食欲低下。 【末期】・食事介助時に口を開かない。　・口腔内に食べものを溜めてしまう。 ・口から食べものを出す（口腔失行症状）。
レビー小体型認知症（DLB）	・食べムラ，食べこぼし。　・抑うつに伴う食欲の低下。 ・嗅覚や味覚の異常。
脳血管性認知症（VaD）	・食事に時間がかかる（摂食意欲の低下）。 ・半側空間無視による食べ残し。
前頭側頭葉変性症（FTLD）	・食欲の亢進，甘いものや濃い味付けへの食嗜好の変化。 ・立ち去り現象（落ち着いて食べない）。 ・口につめ込む。　・特定の食物への固執。　など

(2) 栄養ケア

　食事摂取量が低下すると，それに伴って栄養状態が悪くなることが考えられますが，食事摂取量に関係なく，認知症そのものが栄養状態を悪化させることも報告されています。特に，高齢者は骨格筋量を維持することが難しいため，認知症になって家の中に閉じこもっている高齢者は低栄養のリスクがきわめて高いのと同時に，サルコペニアのリスクも高くなります。じゅうぶんなたんぱく質摂取を目指す必要があります。

　また，意識して飲水できない高齢者が多いので，水分必要量を算出し，脱水予防のために食事以外の水分摂取量を具体的に示す必要があります。

　食事摂取量に影響を及ぼす周辺症状は多く，それぞれの症状に対応する必要があり，さらに同じ周辺症状であっても対象者によって異なる対策が必要です。表4-10に示すようにさまざまな対応を試み，対象者に効果がある対応方法を選択します。

表4－10　周辺症状とその対応

周辺症状	対　応
食事の拒否	嗜好を考慮した献立にする。
食事の拒否（混乱）	視覚に入る情報量を少なくするために，膳にたくさん並べない。
食事の拒否（幻覚・妄想）	食器の柄や料理の薬味などを見間違えないように無くす。
食具の使用が困難	食事形態を考慮，さりげなく介助する。
食事ペースの調節が困難	声かけを中心とした食事介助をする。
溜め込み	マッサージ，からスプーンを口に入れる。
集中力の欠如	音などの環境に配慮，テーブルの上や食器の柄をシンプルにする。
傾眠	冷おしぼり，寝ることを優先し別の機会まで待つ。
食べこぼし	食器の見直し，食事介助，食事形態を考慮する。
姿勢の保持が困難	まくら，クッション等で身体を固定する。
食認識の欠如	音や香りで誘発，1品ずつ料理を出す。

演習課題：認　知　症［対象者情報］

<table>
<tr><td rowspan="11">プロフィール</td><td>年齢・性別</td><td colspan="2">92歳，女性</td></tr>
<tr><td>病名・主訴</td><td colspan="2">レビー小体型認知症　【主訴】便秘</td></tr>
<tr><td>既往歴</td><td colspan="2">90歳：骨折（入院治療），91歳：誤嚥性肺炎</td></tr>
<tr><td>家族構成
キーパーソン
介護力
経済状況</td><td colspan="2">【家族構成】夫が5年前に他界し，ひとり暮らし。
【キーパーソン】長女，次女
【介護力】あり，娘2人が交代で食事をつくりに3回/日訪れる。その際に掃除や洗濯を行う。
【経済状況】年金生活だが，3人の子どもたちの援助もあり，経済的な問題はない。</td></tr>
<tr><td>居住環境・住居
など</td><td colspan="2">【すまい】一戸建て（ほぼ1階の生活スペースしか利用していない）。
【屋内】これまで家族で暮らしてきたままで，特別な修理は行っていない。
【台所】一般的な調理機能（オール電化）を備えている。</td></tr>
<tr><td>ADL</td><td colspan="2">パーキンソン症状があり，ときに認知機能が著しく低下。筋固縮，空間認知障害あり。
【寝返り・起き上がり】自立　　【移乗・移動】自立
【歩行】自立（壁に手を添えながら歩く。歩けないときもあり，転倒が多い）
【着脱衣】自立（できないこともあり，正しく着ていないことがある）
【入浴・洗身】自立（動けない日は入浴しない）
【食事】一部介助（フォークとスプーンで食べるが，見守りながら一口ごとに支援が必要。全介助の場合もある）</td></tr>
<tr><td>IADL</td><td colspan="2">【調理・買い物・掃除】全介助　　【服薬】全介助　　【金銭管理】全介助</td></tr>
<tr><td>日常生活自立度</td><td colspan="2">障害高齢者の日常生活自立度　　　（J1・J2・A1・Ⓐ2・B1・B2・C1・C2）
認知症高齢者の日常生活自立度　（なし・Ⅰ・Ⅱa・Ⅱb・Ⓐa・Ⅲb・Ⅳ・M）</td></tr>
<tr><td>介護認定等</td><td colspan="2">介護認定　（要支援1・2　要介護1・②・3・4・5）</td></tr>
<tr><td>利用している
サービス</td><td colspan="2">【訪問看護】2回/月
【デイサービス】2回/週
【福祉用具レンタル】歩行補助杖（あまり使えない）</td></tr>
<tr><td></td><td></td><td></td></tr>
<tr><td rowspan="2">主治医の
指示・
服薬</td><td>指示内容</td><td>・認知症の症状が強くなってきて，食事拒否がみられる頻度が多くなっており，体重が減ってきた。
・さらに，低栄養状態にあるので，必要な栄養素を確保してほしい。指示栄養量よりも，多く摂取できれば，なおよい。
【指示栄養量/日】・エネルギー：1,200kcal　　・たんぱく質：50～60g</td></tr>
<tr><td>服薬内容</td><td>・コリンエステラーゼ阻害剤　　・ビスホスホネート製剤</td></tr>
<tr><td rowspan="2">在宅訪問の経緯</td><td>在宅訪問
栄養食事指導
介入の経緯</td><td>・5年前に夫が亡くなった後，しばらくして認知症の兆しが現れた。
・しだいに活動量が減り，手足が動きにくくなって，よく転倒するようになって，2年前に転倒骨折のために入院治療を行った。
・昨年より，食事中にむせることが多くなり，誤嚥性肺炎で入院。退院時の栄養食事指導で，娘らはとろみ剤の使い方を指導され，退院後はお茶と汁物にはとろみ剤でとろみをつけるようになった。
・数か月前から，食事を拒否するようになり，摂取栄養量を確保するために訪問栄養食事指導の指示が出された。</td></tr>
<tr><td>本人・介護者
の意向</td><td>【本人】食事はいらないが，おいしいごはんなら食べたい。
【家族】以前は食べていたのに，急に拒否するようになった理由がわからない。好きなものばかりつくっているので，おいしいといって食べてほしい。</td></tr>
</table>

精神・身体機能	心身・精神状況	・認知機能・症状は日ごとにむらがある。 ・日中はほとんど家のリビングで過ごし、デイサービスでもあまり言葉を発しない。 ・食事量が減ってきてからは、元気がなく、発語も少ない			
	身体状況	【血圧】135/90mmHg　　【症候・症状】食欲低下、体重減少 【排尿】良好　　【排便】便秘あり（数日間出ない） 【皮膚の状態】褥瘡なし 【咀しゃく】ゆっくりなら何でも噛めるが、硬いものは好まない。 【嚥下機能】自力で嚥下でき、咀しゃくしてゆっくり飲み込んだものはむせないが、液体を含む食べ物や咀しゃく時に水分が出てくるものはむせる。とろみ剤を利用すると、ほとんどむせない。			
	身体計測	・身長：147cm　　　　　　　　　　　・体重：33kg（3か月で3kg減） ・BMI：15.3kg/m^2　　　　　　　　　・上腕周囲長（AC）：19.5cm ・上腕三頭筋皮下脂肪厚（TSF）：8mm　・下腿周囲長（CC）：22cm			
	臨床検査　血液検査	・Hb：10.1g/dL　　　　・Ht：33.2%　　　　　　・RBC：368 × 10^4/μL ・TP：5.9g/dL　　　　　・Alb：2.9g/dL　　　　　・Na：135mEq/L ・CRP：0.2mg/dL　　　　・T-Cho：152mg/dL　　　・TG：57mg/dL ・BS：99mg/dL　　　　　・BUN：11mg/dL　　　　　・Cr：0.55mg/dL			
食生活	食習慣と現在の摂取状況	・認知症になる前は自炊して偏りなく食べていたが、認知症がひどくなり誤嚥するようになって食事介助されると、しだいに食事量が減ってきた。 ・約2か月前から、家でもデイサービスの施設でも食事を拒否するようになった。むりやり口に入れても出してしまうために、数口しか食べないものもある。しかし、既製品は食べられることが多い。			
	食事内容 (朝・昼・夕 の例)	【朝食】8時半頃 ・バター入りロールパン2個 ・固形ヨーグルト1個（80g） ・バナナ50g 〔拒否〕 ・コーンスープ	【昼食】13時頃 ・軟飯（ゆかりふりかけ）50g ・だし巻玉子50g ・大根と人参の煮物　60g ・経口補水ゼリー1個（130g） 〔拒否〕 ・豆腐汁	【間食】	【夕食】18時頃 ・軟飯（のり佃煮）50g ・かれい煮物60g ・アイスクリーム1個（120g） 〔拒否〕 ・ほうれん草お浸し ・そうめん汁
	エネルギーと栄養素摂取量(/日)	・エネルギー：約900kcal　　・たんぱく質：30 ～ 40g　　・脂質：30 ～ 40g ・炭水化物：約120g　　　　・食物繊維：約5g			

■課題：この対象者の栄養支援を考えましょう （p.42 ～ 43参照）。

5 慢性疾患への栄養支援

■1）が　ん

（1）疾患の特性・概要

　がんは，さまざまな臓器で発症します。日本人に多くみられる5大がん（胃がん，大腸がん・乳がん・肝がん・肺がん）は，どのがんもステージⅠ・Ⅱでは生存率が高いことから，早期発見・早期治療が重要です。一方，がん患者は，告知によるストレスやがんによる代謝異常により栄養状態が低下していることが少なくありません。適切な栄養アセスメントにより栄養状態を把握して，適切な栄養食事療法を提案・実施してQOL向上へつなげます。

　① がん悪液質　　がん悪液質は，体重減少（特にLBM），食欲不振，筋力低下，治療効果の減少を示す不可逆的な症候群で，がん悪液質の発生・進行を遅らせることが栄養食事療法に課せられた課題です。

　② 治　療　　主な治療法としては，手術療法，化学療法，放射線療法があり，その他，免疫療法なども行われています。

（2）栄養ケア

　① 食欲不振　　食欲不振は，治療による有害事象や腫瘍自体に関連した副作用と

正常	前悪液質 pre-cachexia	悪　液　質 cachexia	不可逆性悪液質 refractory cachexia	死
	・体重減少：≦5% ・食欲不振 ・代謝異常	・体重減少：>5% ・BMI：<20 ＋ 体重減少：>2% ・サルコペニア ＋ 体重減少：>2% 　　上記のいずれかひとつ ・食事摂取量の減少 ・全身性の炎症を伴うことが多い	・悪液質のさまざまな程度 　の病態 ・異化亢進状態で治療抵抗性 ・全身状態（PS）悪化 ・生命予後<3 か月	

図4－8　がん悪液質のステージ分類

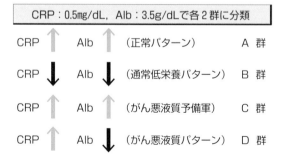

図4－9　GPS（glasgow prognostic score）；がん患者の予後評価法

表４－11　がん患者における栄養状態低下の要因

要　因	症　状
がんによる症状	・消化管閉塞による通過障害，疼痛　　など ・がんによる栄養代謝異常
治療により出現する症状	・食欲不振，悪心・嘔吐，下痢，口内炎，味覚障害，便秘，腸管からの吸収障害　　など 【術後】嚥下障害，早期膨満，ダンピング症状　　など
精神的要因	・不安，希望の喪失，うつ，精神的ストレス　　など
個人の背景	・既往症等の管理不足 ・嗜好・食習慣などの問題 ・栄養・食事摂取に関する理解力 ・家族構成・自己管理力・支援力の不足など

して，がん患者の 15 〜 25％でみられます。発がんによる種々の代謝の生理的変化や，抑うつ，個人的な興味・希望の喪失や不安が食欲不振の原因となります。

　② 化学療法・放射線療法時の症状と食事管理　　がん化学療法・放射線療法による治療では，さまざまな有害事象がみられ，食事摂取に影響を与えます。倦怠感やがん悪液質が進行し筋肉量が減少している場合では，食事姿勢が保たれない場合があります。食事摂取量の低下は，栄養状態の低下だけでなく，体力・免疫力の低下を招き，さらに治療に対する意欲の低下もひき起こします。

　治療中にみられる食事摂取に影響を与える有害事象には，口腔内の炎症，歯牙・義歯の状態，腫瘍による嚥下や消化管通過障害，嘔気・嘔吐，下痢・便秘，味覚の変化，疼痛などがあり，それぞれにより適した栄養食事療法を提案します。薬物療法（抗がん剤治療）や放射線治療では，治療中に食欲がなくなっても，副作用の強い時期を過ぎれば食べられるようになることが多いので，食べにくいときは，症状を確認しつつ消化しやすい食事を中心に進めます。

(3) 対象者とその家族への対応

　対象者の症状・病状と，対象者や介護者の栄養・食事に対する思いは，短い時間経過で変化しますが，訪問栄養食事指導は，限られた時間と回数で実施しなければなりません。そのため実施に当たっては，がん栄養治療の知識や調理技術，多職種連携のノウハウと患者や家族とのコミュニケーション能力の習得が重要です。

　「食べなければ」という気持ちが対象者のストレスになることも少なくありません。がんのステージ（がん悪液質）やがん治療の状況と体調を確認し，出現している症状や体調のよいときを見計らうなど，個々のケースに対応し工夫することが重要です。安定した体調が維持されること（体重の維持・増加）を目標に，食べたいと思ったときにすぐに食べられるように好物を常備し，好きでおいしいものを楽しみながら食べられる環境づくりを提案します。

表4－12　食事摂取に影響を与える内容と食事の工夫

症状	主な要因・食事の工夫・調理のポイント	献立例
悪心・嘔吐	【主な要因】 嘔吐中枢の刺激により起こる。 【食事の工夫】 ・タイミングをみて食べる（少量頻回食）。 ・冷たくして食べる。 ・シンプルな料理。 ・胃内停滞時間が短く胃への負担の少ない食品・食材を選ぶ。 ・脱水予防のため，水分摂取をすすめる。 【調理の工夫】 ・具材が多いとそれぞれのにおいが混ざり合うことにより，不快に感じる。 ・食材は1～2種類とし，塩味だけなどシンプルな味付けとする。 ・砂糖やみりんなどを減らして甘さを控える。	・（のど越しのよい）そうめん・うどん ・冷たい麺　　・おにぎり ・冷奴　　　　・サラダ ・果物　　　　・シャーベット ・ゼリー
味覚障害	【主な要因】 ・味蕾細胞の減少や感受性の低下，舌神経障害，口内乾燥，亜鉛欠乏など。 ・唾液が出にくくなり，口の中が乾燥することで起きやすくなる。 【食事の工夫】 ・塩味，しょうゆ味などを苦く感じたり，金属のような味に感じるとき：塩味を控え，だし，ごまやゆずなどの香り，酢味の利用。 ・甘味に過敏になり，何でも甘く感じるとき：料理に砂糖やみりんを使わないで，塩，しょうゆ，みそなどで濃いめに味を付ける。酢，ゆず，レモンなどの酸味の利用。 ・味を感じないとき：味付けを濃くして味にメリハリをつける。 ・口の中を清潔にし，うがいなど頻回に行い乾燥しないようにする。	・カレーライス　　　・お好み焼き ・フレンチトースト　・雑炊 ・あんかけ丼 ・ソースやとろみあんを絡めた料理 ・マヨネーズやドレッシング和え
口内炎	【食事の工夫】 口の中を刺激しないように， ・極端に熱いものや冷たいもの，固いもの，香辛料が多い料理，酢物，柑橘類は避ける。 ・酸味や濃厚な味を避け，薄味とする。 ・少量の油脂類を加えて飲み込みやすくする。 ・やわらかく水分の多い食事とする。	【主食】粥，うどん，そうめん　など 【副食】卵豆腐，スープ類，ゼリー　など 【痛みが強い場合】 　ゼリー状，ピューレ状，流動食
歯牙	【主な要因】 ・化学療法による骨髄抑制から免疫能の低下を生じると，歯周病が生じやすくなる。 ・歯茎が痩せ，義歯が合わなくなるとさらに食事量の低下につながる。	・雑炊　　　・フレンチトースト ・粥　　　　・そうめん
下痢	【食事の工夫】 ・温かく消化のよい，低残さの食事を数回に分けて少量ずつとる。 ・アルコール，乳製品，食物繊維の多いもの，ガスの発生しやすい食品を控える。 ・低脂肪の食事。	・人肌程度に温めた，ほうじ茶・麦茶 ・ミネラルの多い水分，炭酸飲料，いも類，豆類，きのこ類は控える。

症状	主な要因・食事の工夫・調理のポイント	献立例
臭覚障害	【食事・生活環境の工夫】 ・不快感を感じるにおいをチェックして身の回りから遠ざける。 ・食事以外のにおい（たばこ，香水，ペットのにおい）にも注意する。 ・加熱調理を控え，冷たい料理を中心にする。	・冷たいご飯・においの強い食物（にんにく，ニラ，ネギなど）は控える。 ・肉や魚の臭み消しに，しょうが，梅，ゆずなどの使用。 ・焼き魚より刺身。 ・肉類は湯通しして冷やす。 ・レトルトやインスタント食品，冷凍食品，惣菜の活用。
食欲不振	【食事の工夫】 ・高エネルギーで食べやすいものを中心とし，少量頻回食とする。 ・経腸栄養剤の利用。 【食事環境】 ・リラックスして食事に関心をもてる雰囲気づくりを心がける。 【口腔ケア】 ・清潔，酸味のある水分（レモン水）などでうがいを行う。	・梅干やレモンを口にして唾液分泌を促す。 ・介護者の理解と協力。

演習課題：がん（化学療法）[対象者情報]

プロフィール	年齢・性別	51歳，女性
	病名・主訴	【がん発症部位】乳がん　　【転移】肝臓，全身 【主訴・全身状態】嘔気，浮腫，胸水・腹水貯留
	家族構成 キーパーソン 介護力	【家族構成】単身生活。両親は他県に暮らす。父は加療目的で入院中。母は病態が進行した娘の介護のために頻繁に訪問。妹は徒歩で訪問できる距離に暮らしているが，子どもが小さいために長時間の介護は困難。 【キーパーソン】母
	ＡＤＬ	【移動】一部介助。　【着脱衣】部分介助と見守りが必要。 【入浴・洗身】部分介助と見守りが必要。 【食事】自立　ベッド上で時間をかけて食べる。 【排せつ】軽度の監視を要して，ベッドサイドに準備されたポータブルトイレを使用。 【その他】呼吸困難に対しては在宅酸素療法（HOT：home oxygen therapy）を使用。
	日常生活自立度	一日中ベッドの上で過ごし，食事・排せつ・着脱衣のいずれにおいても介護者の援助が部分的に必要。
	介護認定等	介護認定　（ 要支援1・2　　要介護1・2・③・4・5 ）
	利用している サービス	【定期巡回介護】3回/日（ヘルパー利用） 【看護】3回/週（医療保険）
主治医の 指示・ 服薬	指示内容	・全身倦怠感があるが，食べたいという思いを強くもっている。 ・対象者と家族の思いに寄り添った栄養食事指導と調理の提供。
	服薬内容	・消化性潰瘍治療薬（プロトンポンプ阻害剤）　・副腎皮質ホルモン製剤 ・カルシウム製剤　　　　　　　　　　　　・肝胆消化機能改善薬 ・降圧薬（抗アルドステロン性利尿剤）　　　・持続性がん疼痛治療薬 ・便秘治療薬（緩下剤）　　　　　　　　　　・漢方薬
在宅訪問の経緯	在宅訪問 栄養食事指導 介入の経緯	・本人が化学療法を希望し治療を行ったが，体力低下が大きかった。 ・食に対しては，食べて病気を治したいという思いがあるため，対象者，家族の意向を聞き，食事栄養指導をすることを依頼された。
	本人・介護者 の意向	【本人】不可逆性悪液質の状態であることの受け入れができていないため，体調を改善して仕事に復帰したいと望んでいる。治療による味覚障害はないが，食嗜好が大きく変わり，甘い物が食べたくなった。好みの味で，体力が付き，たんぱく質のとれる食事の指導を希望し，次回の化学療法に備えたいと希望している。 【家族】患者の望みをかなえたいが，病状に応じた食事がわからない。現状で食べられるメニューについての指導を希望。
精神・身体機能	心身・精神状況	・ベッドに座り，穏やかに家族と会話をしている。 ・終末期であることを受け入れられていないため，仕事に復帰したい願望があり，体力を付け，化学療法を継続するために食べる事への意欲は大きい。
	身体状況	食欲不振，嘔気・嘔吐の頻度は増加している。
	身体計測	終末期のために身体計測は実施しない。
	臨床検査　血液検査	・TP：3.9g/dL　　　・Alb：1.6g/dL　　　　　　・Na：134mEq/L ・Cl：102mEq/L　　・K：4.2mEq/L　　　　　　・Ca：7.2mg/L ・CRP：8.38mg/dL　・BS：120mg/gL　　　　　 ・BUN：6.3mg/dL ・Cr：0.35mg/dL　　・eGFR：145.5mL/分/1.73m² ・UA：2.4mg/dL　　・AST：67IU/L　　　　　　・ALT：33IU/L ・ALP：676IU/L　　・γ-GTP：63IU/L　　　　 ・LDH：271IU/L ・T-Bil：1.1mg/dL

食生活	食習慣と現在の摂取状況	・がんの診断を受けるまでは，主食は発芽玄米，主菜は動物性たんぱく質はとらない食習慣。無農薬野菜，自然食品，オーガニックにこだわった調味料を使用していた。調理家電もこだわりを持って，購入していた。 ・食材，調味料の生産や加工についてのこだわりは，食嗜好が変化したこともあり，少し軽減した。 ・1回の摂取量が少ないため，おいしく食べたい物，検査値がよくなる物を希望する。		
	食事内容 （朝・昼・夕の例）	・栄養補給は経口摂取のみ。 ・食欲不振，下痢があり，ヨーグルト状，ゼリー状の形態の市販品を食べている。		
		【朝食】 ・おかゆ	【昼食】 ・にゅうめん	【夕食】 ・おかゆ ・和え物，魚や肉を一口 ・果物 ・ジュース ・ヨーグルト ・アイスクリーム ・ゼリー　2～3口

■課題：この対象者の栄養支援を考えましょう（p.42～43参照）。

■最後の訪問■

　対象者は91歳女性。癒着性イレウス（イレウス解除，小腸部分切除術施行）で訪問を開始。

　管理栄養士が6年間ほどかかわった。その間，癒着はなく順調に回復されたが，肺がんがみつかって1年ほどで亡くなる。

　その間のADLは保たれていて，寝込んだのは最後の1週間程度。

　介護ベッドは家族の「部屋が狭くなるから」との思いから利用せず布団での対応を行っていた。

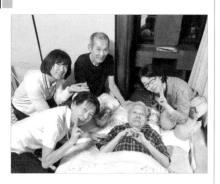

■ 2）慢性腎臓病；CKD

（1）疾患の概要・特性[1]

　慢性腎臓病（CKD：chronic kidney disease）という疾患の概念には，慢性糸球体腎炎，糖尿病腎症，腎硬化症，多発性嚢胞腎，慢性腎不全，ネフローゼ症候群，透析や移植にまで至る広範な疾患が含まれます。CKD は表 4-13 のように腎機能の低下，もしくは腎臓の障害を示唆する所見が慢性的に持続するものすべてを包括しています。

　CKD の重症度分類は，尿の異常があるのみで腎機能が全く低下していない状態から，透析が必要な末期腎不全（ESKD：end-stage kidney disease）まで，さまざまな状態を含んでいます。そのため，CKD 重症度分類では推算糸球体ろ過量（eGFR：estimated glomerular filtration rate）によって，G1，G2，G3a，G3b，G4，G5 の 6 段階（ステージ）に分けて治療が行われます。透析や腎移植が必要になる ESKD 患者が世界的にも増加しています。また，CKD では心筋梗塞や脳卒中などの心血管疾患（CVD：cardiovascular disease）になるリスクが高くなりますので，早期の治療・栄養ケアが重要とされています。

（2）治　　療

　① 治療目的　　CKD 治療の第一目的は，ESKD に至ることを防ぐ，あるいは ESKD に至る時間を遅らせることです。第二の目的は，CVD の発症・重症化を予防すること，第三の目的は，CKD によって生じる貧血や慢性腎臓病に伴う骨ミネラル代謝異常（CKD-MBD：chronic kidney disease-mineral and bone disorder）などの合併症を防ぐことです。

　また，CKD が進行すると，高カリウム血症，アシドーシス，体液量の異常，尿毒症，たんぱく質・エネルギー消耗状態（PEW：protein-energy wasting）[2] などが生じます。これらに対し，適切な栄養食事療法・薬物療法・生活指導を行う必要があります。

　② 透析療法　　ESKD になると腎機能を回復させることができないので，治療として透析療法か腎移植を選択します。透析療法には大きく分けて，血液透析（HD：hemo-dialysis）と腹膜透析（PD：peritoneal dialysis）があります。血液透析療法は，無尿の場合は，通常 1 回 4 時間，週 3 回の透析治療を生涯にわたり続ける必要があります。持続携帯式腹膜透析（CAPD：continuous ambulatory peritoneal dialysis）は，

表４－13　CKD の定義

① 尿異常，画像診断，血液，病理所見で腎障害の存在が明らか，特に 0.15g/gCr 以上のたんぱく尿（30 g/gCr 以上のアルブミン尿）の存在が重要。

② 糸球体ろ過量（GFR）60 ＜ mL/ 分 /1.73m^2 未満。

　①，②のいずれか，または両方が 3 か月以上持続することにより診断する。

腹腔内にカテーテルを埋め込み，1回1.5〜2Lの透析液を注入し，4〜8時間置いた後に排液し，これを1日3〜4回繰り返す透析療法です。

（3）栄養ケア

① 栄養食事療法基準　　　CKDの治療目的は，ESKDとCVDの発症・進展抑制にあるので，生活習慣改善の栄養ケアが治療の中心となります。生活習慣の乱れに基づくメタボリックシンドロームと，その構成因子である腹部肥満，血圧高値，脂質異常は，それぞれにCKDの発症・進展に関与しています。これらに対する栄養ケアとともに，CKDの進展抑制に向けたCKDステージ分類（G1〜G5）に対応した栄養ケアを行います。

　ESKDとなり透析療法となったら，G5DのHDかCOPDの基準で栄養ケアを行います（表4-14）。

② CKDに伴う骨ミネラル代謝異常（CKD-MBD）を念頭に置いた栄養ケア

　CKD-MBDとは，CKDの腎機能低下の進行とともにみられる高リン血症，低カルシウム血症，活性型ビタミンD低下，副甲状腺ホルモン分泌亢進（二次性副甲状腺機能亢進症）などの骨ミネラル代謝異常です。治療には薬物療法・栄養食事療法・透析療法（G5D期）が必要なので，栄養ケアにおいてはCKD-MBDの病態がベースにあることを念頭に置いて栄養ケアを行います。薬物療法で処方された薬の内容を把握し，用法に従い正しく服用（食直前か食直後）されているかも確認します。特に，リン吸着薬は，食事と混ざらないと効果がないので，どういったタイミングで薬を飲んでいるかも把握し，食事のとり方と合わせ指導します。

表4－14　CKDステージによる栄養食事療法基準

ステージ（GFR）		エネルギー（kcal/kgBW/日）	たんぱく質（g/kgBW/日）	食塩（g/日）	カリウム（mg/日）	水　分	リン（mg/日）
G1	GFR≧90		過剰な摂取をしない		制限なし		
G2	GFR60〜89						
G3a	GFR45〜59	25〜35	0.8〜1.0	3以上6未満			
G3b	GFR30〜44		0.6〜0.8		2,000以下		
G4	GFR15〜29		0.6〜0.8		1,500以下		
G5	GFR＜15		0.6〜0.8		1,500以下		
G5D	血液透析（週3回）	30〜35	0.9〜1.2	6未満	2,000以下	できるだけ少なく	たんぱく質g×15以下
	腹膜透析	30〜35	0.9〜1.2	PD除水量L×7.5＋尿量L×5	制限なし	PD除水量＋尿量	

注）エネルギーや栄養素は，適正な量を設定するために，合併する疾患（糖尿病，肥満など）のガイドラインなどを参照して病態に応じて調整する。性別，年齢，合併症，身体活動度などにより異なる。
注）体重は基本的に標準体重（BMI = 22）を用いる。
注）血液透析の食塩は，尿量，身体活動度，体格，栄養状態，透析間体重増加を考慮して適宜調整する。
注）腹膜透析のエネルギーは，腹膜吸収ブドウ糖からのエネルギー分を差し引く。
注）腹膜透析で高K血症を認める場合には血液透析同様に制限する。
出典）日本腎臓病学会編：慢性腎臓病に対する食事療法基準2014年版，東京医学社，2014.

■リンの栄養ケア

高リン血症ではリン摂取量を制限します。リンはたんぱく質1g当たり約15mg入っているので，たんぱく質の摂取量と併せて調整します。リンを多く含む食品は，牛乳やチーズ，ヨーグルト，卵黄，しらす干しなどの小魚，レバー，インスタント食品・練り製品などの加工食品などです。

　食品中のリンは有機リンと無機リンに分けられます。有機リンは植物や動物のたんぱく質由来のリンで，その吸収率は植物性食品で約20〜40％，動物性食品で約40〜60％です[3]。肉類の部位や魚介類の種類，間食では洋菓子などに使われる卵や乳製品が多くならないように注意します。無機リンは食品添加物由来で，ソーセージや清涼飲料水に使用されるリン酸塩や中華麺の原料のかんすいに使用されており，その吸収率は90％以上といわれています[3]。

　リンは，栄養成分表示の義務がないうえに無機リンと有機リンを区別した含有量を知ることができません。特に無機リンの吸収率は高いため，食品添加物の含まれる加工食品の割合を減らし，加工食品の中でも加工度の高い三次加工・数次加工の商品（インスタント食品やレトルト食品など）の摂取割合を減らすように配慮します。表4-15にたんぱく質1g当たりのリン含有量が低い食品例を示します。

　③　たんぱく質・エネルギー消耗状態を念頭に置いた栄養ケア　　CKD患者では高率に栄養障害が発生し，合併症や生命予後にも関連します。栄養過剰よりも栄養不良（PEW）が大きな問題となります。栄養不良状態では，感染症に罹患しやすくなり重篤な感染症を発症するだけでなく，骨格筋の消耗により廃用症候群を招く原因ともなります。

　PEWに陥らせない栄養ケアは，必要十分な食事（エネルギー・たんぱく質摂取）の確保がたいせつで，カリウムやリンの制限ばかりに目が向かないようにします。食品群別摂取量では，エネルギー源となる脂質・炭水化物とたんぱく質の多い食品の摂

表４－１５　食品中のリン／たんぱく質比（mg/g）

リン／たんぱく質比（mg/g）									
<5		5〜10		10〜15		15〜25		25<	
卵白	1.0	ぶ　り	6.1	鶏むね肉	10.2	豆　乳	16.5	きんめだい	27.5
		鶏ひき肉	6.3	まぐろ（赤身）	10.2	そ　ば	16.6	飲むヨーグルト	27.6
		豚ひき肉	6.8	鮭	10.8	木綿豆腐	16.7	ヨーグルト（無糖）	27.8
		牛肩ロース肉	8.6	かつお	10.9	カマンベール	17.2	牛　乳	28.2
		牛もも肉	9.2	納　豆	11.5	魚肉ソーセージ	17.4	アイスクリーム	31.4
		豚ロース	9.3	御　飯	13.6	ボンレスハム	18.2	プロセスチーズ	32.2
		鶏もも肉	9.4	ハンバーグ	14.1	ロースハム	20.6		
		鶏ささみ	9.6	ウインナー	14.4	ヨーグルト（加糖）	23.3		
		さんま	9.7	全　卵	14.6				
		豚もも肉	9.8	油揚げ	15.0				

出典）日本腎臓学会編：慢性腎臓病に対する食事療法基準2014年版，東京医学社，2014. を一部改変.

取が不足しないように指導します。

④ **体液量の管理と食塩摂取**　透析から透析までの体重増加の目安は，2日空きでドライウエイト（適正体重；DW）の5%以内とし，尿量がある場合の水分摂取量は，前日の尿量プラス300mLを目安とします。体重増加が多い場合は，水分のとり方に目が向きがちですが，水分より食塩のとり方の見直しを先に行います。

　腎機能が低下すると食塩の排せつ機能が低下し，過剰に摂取すると排せつできずに体内に溜って浮腫・高血圧をもたらし，さらに進行すると心不全や肺水腫をひき起こします。特に，透析療法期では，透析を行うことで尿量が減少するため，食塩をとり過ぎると飲水量が増加して体液過剰状態になり，浮腫・高血圧・心不全のほか不均衡症候群などをきたしやすくなります。透析療法期では食塩摂取量を6g未満/日とします。

⑤ **病態に合った栄養ケア**　CKDではどのステージにおいても注意をする栄養素があり，対象者が何を食べていいのかわからない状態になりがちです。どのステージにおいても，病態からみて優先させる栄養ケアと，その時点での生活実態から判断して，できる事の見極めをしながら適切な栄養診断を行い，栄養ケア計画を作成しサポートしていきます。

　保存期では，低たんぱく食を優先させるあまり，エネルギー不足になっていないか？，透析療法期ではカリウム値や体重増加に配慮するあまり，エネルギー・たんぱく質不足になっていないか？，透析日の朝ご飯は食べているか？，透析日の食事回数は減っていないか？，などの確認を行います。

演習課題：慢性腎臓病；CKD（透析療法）[対象者情報]

プロフィール	年齢・性別	70 歳，男性
	病名・主訴	慢性腎不全（血液透析　３回/週，４時間/回）【主訴】倦怠感，頭痛
	既 往 歴	45 歳頃：高血圧，62 歳：腎機能低下→受療，68 歳：透析導入， 69 歳：脳梗塞→入院治療
	家族構成 キーパーソン 介 護 力 経済状況	【家族構成】68 歳の妻と次男との３人暮らし。 　　　　　　長男夫婦は他県，長女夫婦は車で 30 分くらいのところに居住。 【キーパーソン】妻　【介護力】あり 【経済状況】大手スーパーの部長職だった。年金生活だが経済的な問題はない。
	居住環境・住居 など	【すまい】木造一戸建て，駐車場は玄関横にあり段差にスロープを設置。 【屋内】改修を行い，手すりを設置してバリアフリー。 【台所】すべての調理器具を備える。
	ＡＤＬ	右半身麻痺 【寝返り・起き上がり】左手を使い自立　【移乗】見守り 【移動】一部介助　　【歩行】屋外はほぼ全介助（車椅子） 【着脱衣】一部介助　　【入浴・洗身】ほぼ全介助（訪問看護） 【食事】一部介助（一口大に切って左手でフォークに刺して食べるが，こぼすので介助）
	ＩＡＤＬ	【調理・買い物・掃除】全介助 【服薬】一部介助（手渡せば自分で飲む） 【金銭管理】一部介助
	日常生活自立度	障害高齢者の日常生活自立度　　（J1・J2・A1・A2・⒝・B2・C1・C2) 認知症高齢者の日常生活自立度　（なし・Ⓘ・Ⅱa・Ⅱb・Ⅲa・Ⅲb・Ⅳ・M ）
	介護認定等	介護認定　（ 要支援 1・2　　要介護 1・②・3・4・5 ）
	利用している サービス	【訪問看護】2 回/週（入浴介助） 【訪問介護】透析時の通院介助（往復 6 回/週） 【訪問リハビリテーション】1 回/週 【福祉用具レンタル】介護用ベッド，歩行器，車椅子，スロープ
主治医の 指示・ 服薬	主治医の 指示内容	体重増加が多く，水分管理ができていないので指導を。 【指示栄養量/日】・エネルギー：1,800 〜 2,000kcal　　　・たんぱく質：60 〜 70g ・カリウム：2,000mg 以下　　・リン：850mg　　・食塩：6g 未満
	服薬内容	・腎性貧血治療薬　　　・抗血栓薬　　　・降圧薬 ・ビタミンＤ製剤　　　・陽イオン交換樹脂製剤（K 製剤）　　　・リン吸着薬 ・便秘治療薬（緩下剤）
在宅訪問の経緯	在宅訪問 栄養食事指導 介入の経緯	・透析導入期は比較的安定した状態で通院透析に移行できたが，好きな酒を飲めなくなりストレスになっていた。 ・透析には自家用車で通っていたが，導入半年後に脳梗塞を起こし右半身麻痺が残り，車椅子での通院となった。 ・最近，尿量が減少し，体重が増え，透析中にダウンすることが多くなっている。 ・本人は気を付けているといっているが，一向に改善されず，訪問栄養食事指導の指示が出された。
	本人・介護者 の意向	【本人】好きなものが食べられなくなった。元々体格がよかったので体重は減らしたくない。 【家族・介護者】本人の嗜好に合わせて食事をつくってあげたい。いろいろ教えて欲しい。

精神・身体機能	心身・精神状況	・脳梗塞後，言葉が出にくくなり意思の確認に時間がかかる。 ・ベッドやソファーに座っている時間が増え，うつ傾向になっている。 ・認知機能は低下したが日常の事柄の理解は問題ない。問題行動もみられない。
	身体状況	【血圧】血圧 154/72mmHg と高い。 【症候・症状】咀しゃく障害，嚥下機能低下，便秘。 【排尿】半年前から少なくなっている。今はおおむね 50mL/日。 【排便】便秘。非透析日に出すように緩下剤を使っており，一部介助。 【皮膚の状態】かゆみがあり，軟膏を塗布。創傷・褥瘡なし。 【咀しゃく】右側の口腔内に食塊が残り，上手く噛めず，軟らかいものを好む。 【嚥下機能】ときどきむせる。飲み込みに時間がかかることがあるが，嚥下はできている。
	身体計測	・身長：169cm　　・脳梗塞後 DW：60kg（50 代 175cm，体重 80kg で透析導入時の DW64kg）　・上腕周囲長（AC）：26.6cm ・上腕三頭筋皮下脂肪厚（TSF）：11.1mm　　・下腿周囲長：34cm ・握力：右測定不可/左 36kg ・前回透析終了後体重：59.9kg，開始前体重 64.9kg（中 2 日）
	臨床検査	血液検査	・Hb：11.8g/dL　　・Ht：35.1%　　・RBC：367 × 10^4/μL ・TP：6.8g/dL　　・Alb：4.0g/dL　　・Na：139mEq/L ・K：5.4mEq/L　　・Ca：9.2mg/dL　　・IP：5.9mg/dL ・LDL-C：135mg/dL　　・HDL-C：42mg/dL　　・TG：140mg/dL ・BUN：透析前 88.5mg/dL，透析後 25.2mg/dL ・Cr：透析前 12.1mg/dL，透析後 2.3mg/dL ・UA：6.8mg/dL　　・CTR：49.0%

食生活	食習慣と現在の摂取状況	・肉料理・アルコール飲料・甘いものを好み野菜はあまり食べなかった。 ・各地の名産品を取り寄せ楽しんできたが，果物・漬物・佃煮・お菓子も減らすようにしている。 ・以前より食べられなくなり，楽しみがなくなった。 ・味付けは薄味に心がけてはいるが，口や喉が渇くので氷を食べている。

	食事内容（朝・昼・夕の例）	【朝食】7 時半頃 ・フレンチトースト 1 枚（6 枚切り） ・スクランブルエッグ ・ソーセージ 2 本 ・ヨーグルト ・果物 ・コーヒー	【昼食】 【透析日】 帰宅後に天むす 5 個か，おにぎり 2 個とみそ汁 【非透析日】 てんぷらうどんが好きだったが，食べにくいので市販のお好み焼き，たこ焼きなど	【間食】 ・和菓子 ・昆布茶	【夕食】19 時頃 【透析日】 ・ご飯茶碗軽く 1 杯 ・煮魚 ・おでん（大根・卵・はんぺん） ・梅干し（はちみつ漬け） ・果物 【非透析日】 ・ご飯茶碗 1 杯 ・みぞれヒレカツ・茹でキャベツ・千枚漬け・豚汁・かずのこ松前漬け・果物

	エネルギーと栄養素摂取量（/日）	・エネルギー：約 2,220kcal　　・たんぱく質：約 80g ・カリウム：2,050mg　　・リン：880mg　　・食塩：約 9 ～ 12g/日

■この対象者の栄養支援（栄養評価・栄養診断，栄養ケアプラン）は，p.42 ～ 43 に記載されています。

■ 3）糖 尿 病

（1）在宅療養糖尿病患者の概要

　糖尿病の栄養食事療法は，適量をバランスよく規則正しく摂取することが原則です。しかし，在宅療養者の場合は１日に３食とることが困難であったり，食事内容が偏ったり，認知症が原因で極端な摂取量になることもあります。さらに，在宅療養者の生活・治療環境はさまざまで，医師の指示量から大きく外れた摂取量であるケースも少なくありません。指示量を守れない理由が対象者本人の意思というより，環境の問題であることも多くあります。

　対象者が高齢の場合の血糖コントロールの目標は，カテゴリーⅢ（糖尿病治療ガイド）である HbA1c ＜ 8.0 ％（服薬による低血糖が危惧される場合は HbA1c ＜ 8.5 ％）とすることが多く，栄養食事指導は，身体状況，家族構成，地域など，対象者をとり巻く環境を十分に考慮し，妥協点を見つけながら，食事のアドバイスを行わなければなりません（図 4-10）。

（2）栄養ケア

　高齢者糖尿病診療ガイドライン 2019 では，高齢者であっても，適量をバランスよく摂取する栄養食事療法は高血糖，脂質異常症あるいは肥満の是正に有用であると示されています。しかし，食品交換表の理解が困難な場合は，簡易な指導媒体を利用する必要があります。

　① エネルギー　　エネルギー指示量は，成人と同様に 25 〜 30 kcal/kg 目標体重（目標体重 ＝ ［身長（m）］^{2} × 22 〜 25 〔65 歳以上〕）としますが，サルコペニア，フレイルなどが認められる低栄養状態やそのリスクがある場合は，比較的多めのエネルギー摂取が望まれます。

患者の特徴・健康状態		カテゴリーⅠ ① 認知機能正常 かつ ② ADL自立	カテゴリーⅡ ① 軽度認知障害〜軽度認知症 または ② 手段的ADL低下，基本的ADL自立	カテゴリーⅢ ① 中等度以上の認知症 または ② 基本的ADL低下 または ③ 多くの併存疾患や機能障害
重症低血糖が危惧される薬剤（インスリン製剤，SU薬，グリニド薬など）の使用	なし	7.0%未満	7.0%未満	8.0%未満
	あり	65歳以上 75歳未満　　75歳以上 7.5%未満　　8.0%未満 （下限6.5%）（下限7.0%）	8.0%未満 （下限7.0%）	8.5%未満 （下限7.5%）

＊治療目標は，年齢，罹病期間，低血糖の危険性，サポート体制などに加え，高齢者では認知機能や基本的ADL，手段的ADL，併存疾患なども考慮して個別に設定する。ただし，加齢に伴って重症低血糖の危険性が高くなることにじゅうぶん注意する。

図４ー 10　高齢者糖尿病の血糖コントロール目標（HbA1c値）

②　たんぱく質　　たんぱく質指示量も一般的な1.0〜1.2 g/kg目標体重としますが，前述のような低栄養のリスクがある場合は1.2〜1.5 g/kg目標体重が望ましい値です。ただし，腎機能低下（障害）が認められる場合は，高たんぱく質摂取を控える必要があります。

③　その他の配慮，栄養食事指導　　食塩制限は，高血圧を予防し血管疾患の発症を減少させる可能性があり必要です。しかし，認知機能の低下などにより，栄養食事療法に対するアドヒアランス（adherence：患者が治療方針の決定に賛同し積極的に治療を受けること）が低下している場合が多いので，対象者の食事摂取量やQOLが低下しないよう配慮しながら，状況に応じた対応が必要です。

（3）運動療法

高齢者における定期的な運動や身体活動は，血糖コントロールだけでなく，ADL維持の観点からもきわめて重要であり，認知機能低下を抑制することにも有効です。在宅療養者では，じゅうぶんな身体活動ができないケースが多くあります。筋力を維持し，寝たきりを防止するために，屋内であっても日ごろから可能な範囲で身体を動かすように指導する必要があります。

（4）薬物療法

高齢者では腎臓や肝臓の機能が低下している場合が多く，血糖降下薬を服用すると，薬を排せつ・分解する力が弱いために，薬が効きすぎて低血糖になったり，副作用が出たりすることがあります。

また，高齢者では低血糖のときに，自律神経症状（汗をかく，ドキドキする，手が震えるなど）の症状がはっきり出ない場合があります。また，典型的ではない低血糖症状（例：頭がくらくらする，目がかすむ，ろれつが回らない，元気がないなど）を示すため，低血糖が見逃されやすく，結果として重症低血糖を起こしやすくなります。

SU薬やグリニド薬を飲んでいる場合やインスリン治療を受けている場合は，重症低血糖を起こす可能性があります。食事がじゅうぶんにとれていない状況や，体調が悪いとき（シックデイ）にこれらの薬を使い続けると，血糖が下がり過ぎることがあるので特に注意が必要です。

演習課題：糖　尿　病 [対象者情報]

<table>
<tr><td rowspan="11">プロフィール</td><td>年齢・性別</td><td>75歳，男性</td></tr>
<tr><td>病名・主訴</td><td>2型糖尿病，糖尿病網膜症，糖尿病腎症　　【主訴】倦怠感</td></tr>
<tr><td>既 往 歴</td><td>50歳頃：高血圧，68歳：脳梗塞（後遺症：軽い左半身麻痺），
72歳：足壊疽（右足膝下切断）</td></tr>
<tr><td>家族構成
キーパーソン
介 護 力
経済状況</td><td>【家族構成】妻（80歳）と2人暮らし（長男と次男の家族は他県に居住）。
【キーパーソン】妻　【介護力】あり（最近，認知症で介護ができないときがある）。
【経済状況】年金と長男の援助もあり経済的な問題はない。</td></tr>
<tr><td>居住環境・住居
など</td><td>【すまい】一戸建て
【屋内】車椅子で生活できるように改修済。
【台所】一般的な調理機能を備えている。車椅子で調理をすることは不可能だが，
冷蔵庫と電子レンジ，トースターは使用可能。</td></tr>
<tr><td>Ａ Ｄ Ｌ</td><td>左半身が軽い麻痺，家の中の移動は車椅子。
【寝返り・起き上がり】自立　　【移乗】自立　　【移動】自立
【歩行】自立（車椅子）　　　　【着脱衣】自立
【入浴・洗身】ほぼ全介助（施設で入浴）
【食事】自立（食事の準備はすべて妻が担当している）</td></tr>
<tr><td>Ｉ Ａ Ｄ Ｌ</td><td>【調理・買い物・掃除】全介助
【服薬】全介助（自立であるが，妻が管理している）
【金銭管理】全介助</td></tr>
<tr><td>日常生活自立度</td><td>障害高齢者の日常生活自立度　　（J1・J2・A1・Ⓐ2・B1・B2・C1・C2）
認知症高齢者の日常生活自立度　（なし・Ⅰ・Ⅱa・Ⅱb・Ⅲa・Ⅲb・Ⅳ・M）</td></tr>
<tr><td>介護認定等</td><td>介護認定　（要支援1・2　　要介護1・②・3・4・5）</td></tr>
<tr><td>利用している
サービス</td><td>【訪問看護】2回/月
【デイサービス】2回/週
【福祉用具レンタル】車椅子</td></tr>
<tr><td colspan="2"></td></tr>
<tr><td rowspan="2">主治医の
指示・
服薬</td><td>指示内容</td><td>これまで食事を管理していた妻が認知症になり，じゅうぶんな管理ができなくなった。家庭での食事について相談にのってあげてほしい。
【指示栄養量/日】・エネルギー：1,500 kcal　　・たんぱく質：50g
・食塩：6g未満</td></tr>
<tr><td>服薬内容</td><td>・血糖降下薬（スルフォニル尿素剤）
・降圧薬（アンジオテンシン変換酵素阻害剤）
・HMG-CoA還元酵素阻害薬　　・抗血小板薬</td></tr>
<tr><td rowspan="2">在宅訪問の経緯</td><td>在宅訪問
栄養食事指導
介入の経緯</td><td>・約30年の糖尿病歴があり，合併症はほぼすべて発症している。
・網膜症によって視力はきわめて低く，1m先は判断できない。
・足壊疽によって3年前に右足を切断，腎症も発症している。
・脳梗塞を発症し，少し後遺症がある。
・食事や生活の管理はすべて妻が行っていた。3年前からは妻が準備した食事のみを摂取し，血糖コントロールはできていた。
・3か月前より，妻に認知症の徴候が現れた。そのころから，食事の量がまちまちになり，最近では食事の準備を行わず，ぼうっとしていることもある。
・今後は，対象者自身が食事療法の内容を理解し，食事の量を調整できるように訪問栄養食事指導の依頼が出された。</td></tr>
<tr><td>本人・介護者
の意向</td><td>【本人】今まで妻が全部してくれたので，食事のことは何もわからない。
【妻】私が夫の食事管理をしているし，これからも続ける。</td></tr>
</table>

精神・身体機能	心身・精神状況	・家の中でも車椅子生活であるが，何とか自力で生活できる。 ・入浴はデイサービスの際に行う。 ・これまで調理をしたことがない。 ・認知症はない。		
	身体状況	【血圧】154/95mmHg　　【症候・症状】左下肢に浮腫 【排尿】良好　　【排便】良好　　【皮膚の状態】褥瘡なし 【咀しゃく】良好　【嚥下機能】問題なし		
	身体計測	・身長：160cm　　・体重：65kg　　・腹囲：92cm		
	臨床検査 ／ 血液検査	・Hb：14.5g/dL　　・Ht：43.0%　　　　　・RBC：415 × 10⁴/μL ・TP：6.5g/dL　　・Alb：4.1g/dL　　　・Na：138mEq/L ・K：4.8mEq/L　　・LDL-C：152mg/dL　・HDL-C：41mg/dL ・TG：124mg/dL　・BS：134mg/dL　　・HbA1c：8.3% ・BUN：22mg/dL　・Cr：1.21mg/dL		
	臨床検査 ／ 尿検査	・持続たんぱく尿あり		
食生活	食習慣と現在の摂取状況	・これまで食事の管理をしていた妻が認知症になり，食事の準備ができなくなった。量が多い日や少ない日があり，最近では準備してもらえないこともある。 ・対象者自身は車椅子生活で，これまで調理をしたことがない。		
	食事内容 （朝・昼・夕の例） 多い日の例	【朝食】8 時頃 ・食パン2枚　バター ・野菜サラダ（ツナ） ・ゆで卵1個 ・コーヒー牛乳200mL	【昼食】12 時頃 ・ご飯200g ・野菜炒め（豚肉120g，野菜200g） ・春雨汁 ・バナナ1本	【夕食】18 時頃 ・ご飯300g ・餃子10個 ・筑前煮（鶏肉60g，野菜200g） ・奴豆腐200g
	エネルギーと栄養素摂取量／（日）多い日の例	・エネルギー：約2,400 〜 2,500kcal　・たんぱく質：約85g　・脂質：約95g ・炭水化物：約330g　　　　　　　・食塩：約13g		

■課題：この対象者の栄養支援を考えましょう（p.42 〜 43 参照）。

6 人生の最終段階への支援

1）アドバンス・ケア・プランニング

　人生の最終段階をその人らしく迎える，とはどのようなことでしょうか。高齢多死社会を迎えつつある日本では，治療やケアの中で対象者本人の意識が不明瞭で判断力やコミュニケーションに問題があることが少なくありません。治療方針やケアの方向性の決定では，難しい場面に遭遇することがあります。

（1）「人生の最終段階」という言葉の意味

　厚生労働省は，2007年に「終末期医療の決定プロセスに関するガイドライン」を公表しました。その後，2014年の「終末期医療に関する意識調査等検討会」において示された，"最期まで本人の生き方（＝人生）を尊重し，医療・ケアの提供において検討することが重要である"との考え方に基づき，従来使われていた「終末期医療」という表記を「人生の最終段階における医療」に変更することとなりました[1]。

（2）アドバンス・ケア・プランニング

　2018（平成30）年に上記のガイドラインは，「人生の最終段階における医療・ケアの決定プロセスに関するガイドライン」に名称変更・改訂され，ここでアドバンス・ケア・プランニングの概念が盛り込まれました。

　アドバンス・ケア・プランニング（ACP：advance care planning）の，advanceには「事前の」という意味があり，careは「ケア」，planningは「計画すること」であり，諸外国では普及しつつあります。日本では，「人生の最終段階の医療・ケアについて，本人が家族等や医療・ケアチームと事前に繰り返し話し合うプロセス」とされています。2018年には，愛称を人生会議とすることが厚生労働省より公表されました。

　ACPは，万が一の状態のときに備えて，対象者本人が大切にしていることや希望，どのような医療やケアを望んでいるかについて，対象者自身で考え信頼する人たちと話し合う時間をもつことです。その時間は，人生の最終段階に至ったときだけではなく，健康なときや病気に罹ったときでもよいのですが，健康なときには「人生の最終段階」ということがイメージしにくく，その意思・意向は曖昧になります。一方で，生命の危機に直面してからでは，意思表示が難しく，早過ぎても遅過ぎても難しいものです。

　病気の状態には，①がんのように予後が限られている，②慢性疾患や臓器不全の状態，③認知症や加齢などで衰弱していく状態，④人生の最終段階にある状態，などがあり，それぞれの状況により，対象者の意思決定は変化します。

　病状ならびに治療のゴールについての理解，予後はどのくらいを目安とするのか，対象者との関係性の理解や信頼関係の構築，精神的評価やサポートなど，対象者の全

身状態が変化する中で感じる不安を受け入れつつ，何が不安なのか，どのようになりたいのか，周囲との関係はどうするのかなど，話し合いの場があることが大切です。

　誰も，早過ぎる ACP はあまり望まず，タイミングが大事になりますが，人は誰でも，命にかかわるような大きな病気やけがをして，生命の危機が迫る状態になる可能性があります。意思は変わるものなので，実際には何度行ってもよいものであり，同じ人が数年後には異なる選択をするかもしれません。

　ACP では，どこで死ぬか，最期をどうするかを決めておく，という話にとどまらず，対象者自身が今までの人生で大切にしてきたことは何か，どう生きたいのか，死ぬまでにやっておきたいことは何か，などについて，対話を続けることで，おのずとゴールがみえてくるものです。人生の最終段階において，多職種とともに支えるためには，意思決定支援，コミュニケーション，シームレスな連携，倫理的問題への対応など，さまざまなスキルが必要となります。

■ 2）在宅での看取り

（1）人生の最終段階における訪問栄養食事指導

　訪問栄養食事指導は，医療保険・介護保険によるもののほか，行政の総合事業によるものや，自費等により行うことができます。

　医師をはじめ多職種との連携は重要であり，医師の指示のもと，介護支援専門員などと情報共有しながら実施します。医療保険や介護保険による訪問栄養食事指導の対象者は，どちらも通院困難者であることから，要介護 4・5 の介護度の重い利用者が 6 割以上を占め，依頼内容は摂食嚥下障害に関連するものが 7 割以上を占めます [2]。在宅では，全身状態，栄養状態，疾患の進行，介護者の介護力，生活背景，社会サービスの利用などを踏まえた個別の支援が必要になります。

（2）在宅での看取りの現状

　厚生労働省の調査では，1955 年時点では在宅での看取り率は 76.9％でしたが，2021 年時点では 17.2％です。一方，病院での看取り率は 12.3％から 65.9％となっています [3]。一方，厚生労働省による「人生の最終段階における医療に関する意識調査」（2017 年）では，人生の最終段階を過ごしたい場所として，「自宅」を選択している人が 47.4％，「医療機関」37.5％，「介護施設」10.7％でした。

　在宅での看取りを行う場合には，その準備が必要です。「在宅で看取りたい」といっているだけでは実行できず，訪問診療医，24 時間体制で看取りにも対応する訪問看護をはじめとする，対象者の状態や介護状況に応じたサービスとともに，それぞれが密接に連携することも重要になります。

■ 3）人生の最終段階における栄養ケア

　最期のときが近づくにつれ，食べることが困難になっていきます。対象者や疾患によって，食べる機能がある程度残っていても食べられなくなる場合と，食べる機能の低下とともに食べられなくなる場合があります。食事がとれなくなることで水分もとれず，脱水傾向になります。覚醒不良の時間が長くなり，循環器や腎機能の低下から尿量や排便量も減ります。浮腫がみられるようになり，酸素飽和度の低下，努力呼吸もみられるようになります。

　残された最期の時間に，好物を食べやすく調理し，親しい人といっしょに時間を共有するという支援や，最期まで安全に味わえるような食環境の調整（口腔ケア，姿勢調整，食べさせ方等）を行うとともに，発熱などを避け，全身状態をできるだけ安定したものにするための栄養ケアを行うことが大切です。

4）最期のときへの準備

　容態が急変した場合にどうするのかを確認しておくことも大切です。かかわる職種，手順は個々の対象者により変わる可能性がありますが，在宅での看取りでは，容態が急変しても救急車を呼ばず，訪問看護師等に連絡し，その後，訪問看護師から訪問診療医師に状況を連絡し，往診してもらいます。

　本人が苦しそうにしていると，たいていの人はパニックになってしまうものです。介護者が救急車を呼んでしまえば，結果的に病院や施設での看取りにつながることが多くなってしまいます。普段から急変時や発熱時などにどのような手順で対応するのかなどについて繰り返し確認しておくことがたいせつです。

■ 5）グリーフケア

　最期のときを迎え，介護者は，毎日介護に追われ悩んだり辛かったことなどを思い起こす一方で，故人の笑顔や表情を思い出し，さまざまな感情や情緒があふれてきます。介護の達成感を感じる人もいれば，もっとこうすればよかったと悔いを残している人もいます。また，故人の介護に割いていた時間がなくなったことで故人の存在の大きさに気づき，毎日をどのように過ごしていいのか戸惑う人もいます。

　訪問管理栄養士は，対象者が亡くなられたあと，少し落ち着いたころに挨拶に伺い，家族・介護者と故人についての思い出話をしたり，介護者のその後の生活などについて話をします。身近な人を失った方の気持ちに寄り添うということは簡単なことではありません。残された個々の介護者が想いを吐き出せるよう，聞き手に徹し，さりげなく寄り添うことが必要です。

演習課題：人生の最終段階 [対象者情報]

　事例は，くも膜下出血発症後，急性期病院，回復期リハビリテーション病院を経て，在宅生活を送ることとなり，訪問栄養食事指導が導入され，ミキサー食から常食に改善した男性です。在宅生活が10年余り経過した頃，加齢や認知機能の低下もあり，発熱や肺炎で入退院を繰り返すようになり，全身状態が衰弱してきた頃の訪問栄養食事指導の介入です。本人の状態とともに，口から食べることへの想い，長年の在宅介護の経過，介護者のうつ等も考慮し，最期に多職種がかかわる中で，管理栄養士はどのような視点で栄養介入するか，ということを考えてください。

プロフィール	年齢・性別	81歳，男性
	病名・主訴	くも膜下出血　【主訴】摂食嚥下障害
	既往歴	71歳頃：くも膜下出血→入院治療，高血圧症
	家族構成 キーパーソン 介護力 経済状況	【家族構成】76歳の妻と娘夫婦の4人暮らし。 (本人と妻はもともと別所に住居あり，発症後，娘夫婦と一緒に暮らすようになる) 【キーパーソン】娘・妻　　【介護力】あり 【経済状況】妻・娘は専業主婦，娘の夫は会社員。本人がマンションを所有し，年金と家賃収入により生計を立てている。
	居住環境・住居 など	【すまい】バリアフリーの分譲マンション 【屋内】車椅子で過ごす。バリアフリー。 【台所】すべての調理器具を備え，妻・娘が調理を行う。
	ADL	左半身麻痺 【寝返り・起き上がり】全介助 【移乗】リフトにて全介助　　【移動】全介助　　【歩行】全介助（車椅子） 【着脱衣】全介助　　【入浴・洗身】全介助（訪問入浴） 【食事】全介助，摂食嚥下障害にて嚥下調整食学会分類2021（コード2〜3）
	IADL	【調理・買い物・掃除】全介助　　【服薬】全介助　　【金銭管理】全介助
	日常生活自立度	障害高齢者の日常生活自立度　　（J1・J2・A1・A2・B1・B2・C1・Ⓒ2） 認知症高齢者の日常生活自立度　（なし・Ⅰ・Ⅱa・Ⅱb・ⒾⅡa・Ⅲb・Ⅳ・M）
	介護認定等	介護認定　（要支援1・2　要介護1・2・3・4・⑤）
	利用している サービス	【居宅療養管理指導（医師）】2回/月 【居宅療養管理指導（歯科医師/歯科衛生士）】1回/週 【居宅療養管理指導（管理栄養士）】2回/月 【訪問看護】2回/週（排せつケア，リハビリテーション） 【訪問入浴】入浴の介助（2回/週） 【訪問リハビリテーション】1回/週 【福祉用具レンタル】介護用ベッド，車椅子，移乗用リフト
主治医の 指示・ 服薬	指示内容	・くも膜下出血で倒れ，摂食嚥下障害がある。 ・在宅療養生活ではミキサー食から常食を食べられるまでに回復したが，ここ数年は肺炎や脱水により何度か入退院を繰り返す。 ・このような経過から，徐々に食べられなくなってきており，全身状態は衰弱してきている。 ・人生の最終段階に至っていると考えている。最期まで口から食べることができるよう，皆でサポートしていきたい。 【指示栄養量/日】・エネルギー：1,200kcal　　・たんぱく質：50g
	服薬内容	・降圧薬　　・便秘治療薬（緩下剤）

在宅訪問の経緯	在宅訪問栄養食事指導介入の経緯	・くも膜下出血を発症。 ・急性期病院では重度の摂食嚥下障害から胃瘻造設について検討されたが，口から食べることにこだわって胃瘻は選択せず，在宅生活を選んだ。 ・回復期リハビリテーション病院を経て退院後，訪問栄養指導を導入し，常食を食べるまでに改善することができた。 ・介護を受け始めて10年を過ぎた頃から，身体機能・認知機能の低下がみられる。 ・発熱や食欲不振から肺炎や脱水で複数回入退院を繰り返しながらも，在宅療養生活を継続している。今後もさらなる機能低下が予測される。 ・これまでの訪問栄養指導の方針を切り替え，摂食嚥下機能に合わせ，最期まで口から食べるための食形態や本人の好む料理，食べさせ方などの支援を希望する。
	本人・介護者の意向	【本人】食べることが大好き。もともとはグルメ。おいしいものをよく知っている。甘いもの好きだが，基本的には何でも食べる。 【家族・介護者】摂食嚥下障害や認知機能の低下がありながらも，在宅介護をここまで続けてこられた。一時は家族と同じ食事を食べられるようになり，家族からすれば，もうじゅうぶんという想いと，ずっとそばにいてほしい，という想いが交錯する。 【妻】今後，体調が悪くなったときが心配。在宅でできるだけ点滴をしてほしいと思う。それでもよくならなければ，入院も考える。 【娘】今後も在宅介護を続けていきたい。人生の最終段階での過度の点滴は負担になるので，最期は枯れるように見送ってあげたい。 　話し合いの中では，基本的に在宅での看取りを希望している。ただ，そのときになったら決意が揺らぐかもしれない。そのときの状況になってみないとわからない。
精神・身体機能	心身・精神状況	・もともと食べることは大好き。 ・日中は車椅子で過ごし，ときどきベッドで休む。 ・認知機能は低下。以前は大きな声を出したりしていたが，食事摂取量が低下し徐々に全身状態は弱ってきており，発語も少なくなってきた。
	身体状況	食欲低下・体重減少 【血圧】102/63mmHg　　【排尿】食事摂取量・飲水量の低下から減少傾向。 【排便】1回/2〜3日　緩下剤使用（食事摂取量が減っているため，少量の有形便が出ている。紙パンツにて全介助。ときどき訪問看護による摘便あり） 【皮膚の状態】乾燥によるかゆみがあり，ときどき軟膏を塗布。浮腫なし。創傷・褥瘡なし。 【咀しゃく】上の義歯だけ使用。ゆっくりと咀しゃく様の動きはみられるが，口腔内残さはあり。食塊移送に多少時間がかかる。ゼリーやペースト状のもの，果物や軟らかいものは食べやすく切って食べられている（コード0j〜3）。 【嚥下機能】嚥下反射の遅延あり。むせ込みはときどきあり，その強さは徐々に低下してきている。普段の痰がらみは増えてきている。
	身体計測	・身長：160cm ・体重：53kg（10年前の退院直後は33kg，経口移行にて改善し，一時は60kgまで増加） ・上腕周囲長（AC）：23.2cm　　・上腕三頭筋皮下脂肪厚（TSF）：7.5mm ・下腿周囲長：24cm　　　　　　　・握力：測定不可
	臨床検査　血液検査	・Hb：10.0g/dL　　　　・Ht：33.5%　　　　　・RBC：355×10^4/μL ・TP：7.1g/dL　　　　　・Alb：3.0g/dL　　　　・Na：138mEq/L ・Cl：99mEq/L　　　　・K：4.6mEq/L　　　　・LDL-C：139mg/dL ・HDL-C：60mg/dL　　・TG：183mg/dL　　　・BUN：18mg/dL ・Cr：0.60mg/dL　　　・UA：4.3mg/dL

食生活情報	食習慣と現在の摂取状況	・食べることが大好きで，ミキサー食のときもいつも完食していた。 ・経口移行ができ常食まで改善したときには体重が60kgまで増加し，その後の体重増加に注意しながら過ごす。 ・介護者による手づくりの料理と各地の名産品などの取り寄せも組み合わせながら楽しんできたが，口からべーっと出すこともあり，食べられるものが限られてきた。 ・食事摂取量が減るが，甘いものは少しずつ食べている。 ・水分摂取も減っているため，排尿は濃縮傾向，微熱が出やすくなっている。 ・覚醒状態が悪いときも増えてきた。 ・介護者（妻）はうつの傾向あり，介護力の低下もみられる。				
	食事内容 (朝・昼・夕の例)	【朝食】 7〜8時覚醒時 ・カステラ1個（60g） ・スクランブルエッグ 卵1個分 ・牛乳100cc ・茶 50cc ・OS-1 50cc	【間食】 10時前後覚醒時 ・ヨーグルト	【昼食】 12時覚醒時 ・全がゆ80g ・煮魚1/4切 ・ほうれん草の煮浸し30g ・プリン1個 ・茶 50cc ・OS-1 50cc	【間食】 15時前後覚醒時 ・アイスキャンディまたはシベリア ・茶 50cc	【夕食】 17時覚醒時 ・全がゆ80g ・豆腐20g ・里芋煮30g ・茶 50cc ・OS-1 50cc
	エネルギーと栄養素摂取量(/日)	・エネルギー：約700kcal　・たんぱく質：約20g　・水分：400〜500mL				

■課題：この対象者の栄養支援を考えましょう（p.42〜43参照）。

第5章 在宅栄養支援の実際

　在宅訪問栄養食事指導は，乳幼児から人生の最終段階に至った人まで幅の広い年齢層の人を対象としますが，制度上は，①介護保険サービスによる場合，②医療保険による場合，の2類型に大別され，対象者が介護認定を受けた要介護者・要支援者であれば，医療保険よりも介護保険が優先されます。

　介護保険サービスが受けられるのは，第1号被保険者（65歳以上）の要介護・要支援者と，第2号被保険者（40～64歳）の医療保険加入者で要介護（要支援）状態であって，かつ加齢に伴う疾病（特定疾病）を有する者です。また，65歳以上の対象者は医療保険の加入の有無にかかわらず生活保護受給者も介護保険の被保険者になります。

1 在宅訪問栄養食事指導の心構え

　対象者宅を訪問するに際して事前の準備は必須です。また，訪問時に注意しなければならない事柄も確認しておきます。担当の訪問管理栄養士を受け入れるかどうかは対象者や介護者に決定権があります。訪問の第一ステップは，対象者の生活の場である居宅（対象者のわが家）に受け入れてもらえるかです。

　ここでは事前の準備と訪問時の心構えなどを整理しておきます。

1) 訪問時に必要な用紙・書類・持ち物

　栄養ケアを実施するうえで必要な記入用紙は，セットして常に準備しておきます。訪問依頼が届いたら，対象者の基本情報，情報提供書のほか必要な書類を追加します。

　訪問時には，衛生用品，栄養アセスメントキット，調理に関する器具類，指導用教材，栄養補助食品，とろみ剤などのほか，筆記用具，電卓，必要に応じてパソコン等を携帯します（表5-1）。

2) 訪問時の服装と身だしなみ

　第一印象は重要です。服装は医療従事者らしい清潔感のあるものとします。対象者・介護者は "この管理栄養士は，信頼に値するのかどうか" を見ていますので，身だしなみを整えて好印象となるようにします。

　①服　装　動きやすい服装を心がけ，ズボン（女性はスカートは避ける）と靴下を着用します。汚れたら洗濯ができるものとし，襟元は常に清潔に保ちます。

表5－1　訪問時に必要な用紙・書類・持ち物

記入用紙	・栄養スクリーニング表　・栄養アセスメント表　・経過記録用紙　・栄養ケア計画書 ＊これらの用紙類は新規のセットを常に用意しておく。	
書　　類	・対象者の基本情報　　・情報提供書　　・栄養指導指示書 ・介護保険被保険者証（訪問時に確認でもよい） ・居宅サービス計画書　　・週間サービス計画書 　　　　＊介護保険の場合は　・契約書　・重要事項説明書	
衛 生 用 品	・アルコールスプレー　・除菌ウエットシート　・ビニール手袋・マスク ・履き替え用靴下	など
栄養 アセスメント キット	・メジャー・皮脂厚計　・体重計　・体脂肪計　・血圧計　・聴診器　・体温計 　　　　＊必要に応じて・パルスオキシメータ　・握力計　・舌圧計	など
調理に関する 器具類	・計量スプーン・カップ　・秤　・エプロンか調理用白衣 　　　　＊必要に応じて・携帯用ハンドミキサー　・食塩濃度計　・糖度計	など
指導用教材 栄養補助食品 とろみ剤	・わかりやすく，見やすく作成した疾患に応じた指導用教材 ・簡単にできるレシピ ・疾患に応じた栄養補助食品やとろみ剤類	など
そ の 他	・筆記用具　・携帯電話　・電卓　＊必要に応じて　・パソコン	など

②　身だしなみ　　女性の髪は，ショートかアップにします。髪が肩につく場合は，ひとつに束ねます。髪飾りは少なくし，フケや抜け毛がないように気をつけます。化粧は薄くし，マニキュア・つけ爪はせず，爪はきれいに切りそろえます。香水などの香りがあるものは付けず，口臭，たばこなどの臭いに注意します。男性は，ヒゲの手入れを行って清潔にし，整髪料のにおいに気を配ります。

③　名　　札　　名札を胸もとに付けます。

3）電話のかけ方

電話での対応は，管理栄養士本人だけでなく所属機関を含むチーム全体の評価につながります。表情が相手には見えませんので，声から伝わる印象に注意します。

訪問時の服装

4）訪問時の留意点

在宅訪問栄養食事指導を行う管理栄養士は“サービス提供者”，対象者・介護者は“お客様（クライアント）”です。在宅療養中の対象者の支援者としての訪問であるということを自覚し，対象者・介護者の負担にならないよう配慮します。

（1）訪問先の事前確認

訪問に先立って訪問先の住所から周辺地図を確認し，訪問時の目印や家の形状などを調べ，車での訪問の場合は，駐車場についても確認しておきます。また，サービス

> **■電話をかけるときの注意点■**
> ・メモ用紙を手元に用意しておく。
> ・栄養カルテ，情報提供書を手元に置く。
> ・最初に「〇〇病院（事業所）の管理栄養士〇〇です」とはっきり名乗る。
> ・相手が出たら「今，電話でお話ししていいですか？」と確認する。
> ・用件はまとめて簡潔に伝える。
> ・声は大きく，適度な速さで，語尾まではっきりと話す。
> ・礼儀をわきまえた返事をする，「うん」「そう」などの話し方をしない。
> ・電話を切る前に，再度，要件・約束事項を繰り返し確認する。

提供中の訪問車の駐車許可書を所轄警察に申請しておきます。

(2) 玄関の入り方

　原則として玄関のドアは自分で開けて「こんにちは，お邪魔します。〇〇病院（事業所）の管理栄養士〇〇です」と大きな声で名乗ってから入っていきます。玄関で出迎えの方が出てくるまで待っていることがないようにし，玄関の靴は自分で揃えます。それぞれの対象者宅で入り方が異なる場合があり（オートロックで入れないなど），事前に訪問時の入り方を確認して訪問するようにします。

(3) 最初に行うこと

　家の中に入ったら最初に対象者の様子を見に行きます。名前を名乗り，会話が難しい場合でも対象者への声掛けをします。声掛けは，対象者や介護者がいわれてうれしいと思うことにします。例えば「顔色がとてもいいですね」，「髪の毛，とてもきれいにされていますね」，「顔つきがいいですね」，「お元気そうですね」などです。

(4) 訪問時に注意すること

　栄養アセスメントに必要な対象者の状態の確認以外に，家の中の様子をよく観察し対象者の生活状況に気を配ります。不審な動きにならないように観察し，玄関や居室，ベッド周りに置いてある物や飾ってある物から対象者や介護者が大切にしていること，大切にしてきたことを推察し，対象者の思いを理解するように努めます。対象者のライフスタイル，価値観，家族との関係性などにより管理栄養士に求めることも異なりますが，自分がこの生活環境で同じ立場になったとき，訪問管理栄養士に何を求めるかを考えて接します。大切なことは医療者側の価値観を押しつけないことです。対象者・介護者の生活の中でできることを見極めながら，少しでもよくしたいという思いを込めて一緒に歩むよう

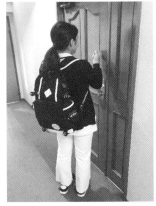

必要な物をリュックに入れて訪問

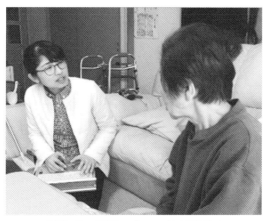
対象者の相談に応じる管理栄養士

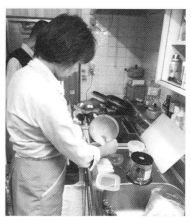
対象者宅での調理

にかかわります。

　訪問を重ねるたびに，住居の見取り図や台所の調理器具，購入している食材，調味料の賞味期限なども確認します。それぞれの家庭でペーパータオル，ラップなどの消耗品の使い方，食材・調味料の使い方・保管方法などが異なりますので，調理をする際は，それぞれの家庭のやり方を確認し，尊重して行うよう気を配ります。

(5)　訪問終了時の帰り方

　訪問栄養食事指導を終えて帰宅する際は，次回の訪問日や約束事といった事務的な確認以外に，対象者と握手などのスキンシップをします。対象者が会話できない場合でも必ず対象者へ声掛けをして帰るようにします。

2　在宅訪問栄養食事指導のプロセス

1）　在宅訪問栄養食事指導の基本的な流れ

　在宅訪問栄養食事指導の流れを図5-1に示します。ただし，実際のケースでは手順が前後する場合があります。実施体制や対象者・介護者の状況等に応じて，臨機応変に対処する姿勢が必要です。マニュアルにとらわれることなく，対象者や介護者を主体に考え，「何を優先すべきか」，「何が必要か」を優先して検討します。手順通りに進まなくても決して焦ることはなく，最終的に対象者や介護者のQOLが向上するよう，常に関連職種に理解と連携を求める必要があります。

　なお，訪問前に栄養ケア計画を作成できない場合は，訪問を優先させます。

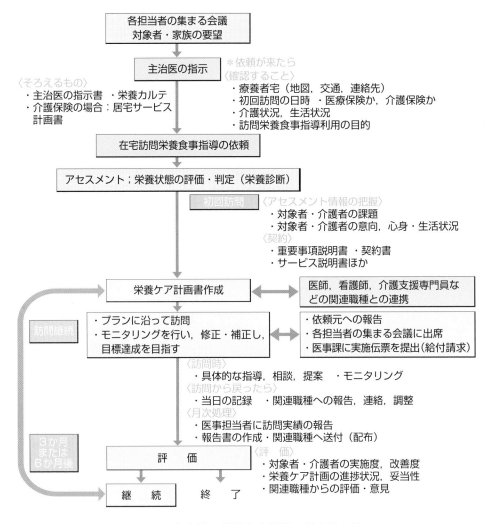

図5－1　在宅訪問栄養食事指導の基本的な流れ

■ 2) 在宅訪問栄養食事指導にかかわる確認事項

　ここでは，介護保険の枠組みで在宅訪問栄養食事指導を行う場合の手順や報告事項をチェックリストにして整理しました（表5-2 ～ 5）。開始前および実施中などに確認しておかなければならない事項をチェックリストにしておき，準備，確認，実施，報告などのもれを防ぎます。

表5－2　在宅訪問栄養食事指導開始前のチェックリスト

①保険情報等の確認

□介護保険証の確認　　　　　　　　　□主治医・担当介護支援専門員の連絡先

□居宅サービス計画書（1）（2）

②主治医の指示書の受領

□疾病状況の確認（病歴，病期，病態，重症度，予後の見通し）

□指示事項の確認→訪問後再検討　　　□臨床所見の確認（検査データ，要観察項目）

□主な処方薬と用量　　　　　　　　　□治療方針・目標

□留意事項，制限事項，禁止事項

③契　　約

□重要事項の説明　　　　　　　　　　□契約書の作成

□訪問栄養食事指導の打ち合わせ（目的，目標，内容，訪問日程）

□契約書類の交付（重要事項説明書，契約書，サービス内容説明書）

④栄養カルテの準備

□対象者の基本情報書　　　　　　　　□介護保険情報の資料

□主治医の指示書

□栄養ケア・マネジメント帳票類（栄養スクリーニング，アセスメント，経過記録，
　モニタリング等の書類）

□関連職種の連絡票

⑤対象者の実態把握

□対象者の基本情報の確認　　　　　　□訪問先の地図と交通手段の確認

□生活状況，介護状況の確認　　　　　□介護者の意向，認識等の確認

表5－3　在宅訪問栄養食事指導実施中のチェックリスト

①訪問前までにすべきチェックリスト

□訪問時間を対象者宅に電話で確認

□持ち物の準備（栄養カルテ，当日必要な指導用資料，食材，器具，身分証，筆記用具，
　携帯電話，パソコン等）

②訪問時にすべきチェックリスト

□現況調査，確認　　　　　　　　　　□事前調査事項の確認

□訪問前に把握できなかった情報収集

□モニタリング指標，状態変化の把握（摂食・咀しゃく・嚥下障害の有無，便秘，下痢，
　脱水の有無等）

□摂食状況の調査（食事摂取能力・状況の把握，食事摂取量の把握，食欲の変動等）

□対象者・介護者の意向，要望等を傾聴　□課題の整理と優先順位の決定

□必要事項の提案，助言，指導　　　　□継続の確認，次回訪問予定日時の確認

③訪問後にすべきチェックリスト

□実施内容，状況の記録　　　　　　　□モニタリングと評価

□課題の整理と次回訪問時の計画　　　□関連職種への報告

□次回へ向けた調整

表5−4　定期業務（毎月）のチェックリスト

①主治医への報告
□訪問栄養食事指導の実施日
□対象者の状況（摂食状況，食生活状況，身体状況，栄養状態）
□訪問時に実施したこと，助言したこと　　□栄養ケアの評価，新たな課題など
②介護支援専門員への報告
□対象者・介護者の状況　　　　　　　　　□訪問時に実施したこと，助言したこと
□栄養ケアの評価，新たな課題など　　　　□ケアプラン上で考慮してほしいこと
□他の関連サービスで調整してほしいこと
③給付請求業務
□医事課への実績報告

表5−5　その他のチェックリスト

①栄養ケア計画の作成（2回目以降は修正）
□栄養スクリーニング，アセスメント　　　□医師，関連職種からの意見
□課題の特定とゴール像の設定　　　　　　□栄養ケア計画書の作成
□対象者・介護者，関連職種の確認および同意
②介護保険情報の確認（介護認定更新時）
③サービス担当者会議への出席，助言等

■ 3）多職種連携における情報収集

（1）関連職種からの情報収集

　在宅訪問栄養食事指導においては，主に医師ならびに介護支援専門員と連携することになります。その他の職種は必ずしもチーム内にいるとは限りません。対象者のサービス利用状況によってチームの職種構成は異なり，ケースごとに各職種が担う役割や連携のポイントも少しずつ異なります。対象者の生活を効果的にサポートするには，チームのメンバーがお互いの専門領域を理解して，各症例における役割（位置付け）と連携のポイントをしっかり認識し合うことが必要です。関連職種から収集すべき内容を表5-6に示します。

表5−6　関連職種からの情報収集チェックリスト

①主治医
□治療方針および治療状況　　　　　　　　□栄養食事療法の指示量
□装置・機器の確認　　　　　　　　　　　□緊急時の対応方法
□その他の留意事項・特記事項
②介護支援専門員
□生活状況，介護者への介護支援，相談　　□居宅対象者の背景
□ADL　　　　　　　　　　　　　　　　　□IADL

□ケアプランの内容　　　　　　　　　□他のサービス利用状況と事業所情報
□サービス担当者会議に関する情報　　□他のサービス事業所からの情報
□対象者や介護者の性格や価値観　　　□要介護認定情報
□キーパーソン　　　　　　　　　　　□公的サービスの状況
　　③歯科医師
□口腔，嚥下機能評価　　　　　　　　□口腔機能向上のための訓練法
□義歯の調整　　　　　　　　　　　　□口腔ケア，口腔内衛生状態
　　④看　護　師
□疾病，病状の経過等健康状態　　　　□褥瘡・嚥下ケア，生活指導の有無
□医療器具の使用状況について
　　⑤薬　剤　師
□服薬上の問題点　　　　　　　　　　□処方薬の注意点
□経口・経腸栄養剤　　　　　　　　　□薬と食品の相互関係
　　⑥理学療法士（PT），作業療法士（OT）
□運動機能回復訓練などのリハビリテーションの状況
□住宅改修の必要性　　　　　　　　　□ ADL の維持，向上の到達点
□日常生活用具，補装具の状況　　　　□機能回復の援助や予防
　　⑦ホームヘルパー
□日常生活に関する情報　　　　　　　□娯楽，友人関係等について
□嗜好，味付け，食習慣

(2) 開業医や訪問看護ステーションからの情報収集

　同一施設から在宅医療チームが訪問している場合には，あらかじめカンファレンスの体制が整っている場合が多く，各スタッフ間で連携をとりやすい状況にあります。一方，管理栄養士が個人で開業医や訪問看護ステーションと連携する場合には，各関連職種とのコミュニケーションがとりにくく，そのような状況の中では情報収集が上手くいかないことが多くあります。情報を得られるようになるまでには，管理栄養士としてのじゅうぶんなスキルとそれなりの配慮や努力が必要です。

　そのためには，①頻繁に顔合わせの機会をもつよう心がけますが，診察中など忙しいときに行くのは逆効果です。②訪問後はタイムリーな報告を行います。遅くとも翌日，診療や訪問の負担にならないように，原則として FAX を使うか ICT の活用を考えます。③連携職種の役割を理解して感謝の気持ちをもち，コミュニケーションの際には「お世話になります」，「お疲れ様です」などのちょっとした気配りを忘れないことが大切です。

3　医療機関・福祉施設との連携

　在宅の対象者であっても，入退院，通所介護（デイサービス）・短期入所生活介護（ショートステイ）等の居宅サービスの利用もあるので，栄養ケアは地域の中で循環し継続されるものであるといっても過言ではありません。医療機関や福祉施設との連携を積極的に進める必要があります。

　また，どの職域の管理栄養士であっても対象者にかかわる事柄や出会う場所が病院・施設・在宅と異なるだけの違いで，対象者は地域で暮らすひとりの生活者であることを忘れてはなりません。入院から在宅への円滑な移行のために，各専門職種が地域全体でチームとして対象者の状態についての情報を共有できる体制づくりが必要です。

1）医療機関との連携

　在宅訪問管理栄養士が退院時カンファレンスに参加することは，入院中の栄養ケアの継続や在宅栄養ケアの方向性を見定めるうえで重要です。退院時に病院側の管理栄養士が在宅訪問管理栄養士に同席してほしいと要請するようなコミュニケーションをとれるようにする必要があります。

　2018（平成30）年3月の診療報酬改定では退院時共同指導料の見直しがなされ，入院中の患者が退院後に安心して療養生活を送ることができるよう，退院時共同指導において，医師および看護職員以外の医療従事者（薬剤師・管理栄養士・理学療法士・社会福祉士）が追加されました。

2）福祉施設との連携

　対象者がデイサービスなどの通所系サービスを利用している場合，食事提供上で考慮が必要なケースでは，通所先施設との連携が必要になります。食事内容・形態，食事介助の状況や方法などについて施設スタッフと在宅訪問管理栄養士との間で情報交換し，よりよい栄養ケアの方向を探っていきます。例えば，在宅で体重測定が困難なケースでは，通所施設から情報収集をするという方法があります。

3）介護保険施設と入院先医療機関との間の栄養ケアに関する連携

　福祉施設の管理栄養士が，医療機関の管理栄養士と栄養ケアに関する相談を「あまりしない」「しない」と回答するケースが多くみられます。施設の管理栄養士が紹介元の医療機関の管理栄養士に確認・相談したい主な事項は，①入院中の栄養ケアの経過，②食種，食事形態，③退院時の嚥下調整食，④経腸栄養用製品の選択や使用，です。より適切な栄養ケアの継続や施設間の情報共有が重要なポイントとなります。

　そこで，2018（平成30）年3月の介護保険の改定では，介護保険施設の入所者が医療機関に入院し，経管栄養または嚥下調整食の新規導入などの施設入所時とは大きく異なる栄養ケアが必要となった場合について，介護保険施設の管理栄養士が医療機関の管理栄養士と連携して再入所後の栄養ケアに関する調整を行った場合の評価として再入所時栄養連携加算が新設されました。

4）地域ケア会議

　地域ケア会議は，高齢者の自立した生活の支援に必要な処遇をはじめ，介護保険サービスのみでは対応が困難なケース等について，医療・介護などの専門職をはじめ，地域の多様な関係者が協議・助言などを行うとともに，保健・医療・福祉ほか関係者・関係機関等による多職種連携の推進を支援する体制を確立することを目的とします（図5-2）。地域ケア会議には表5-7に示す5つの機能があります。

　具体的には，地域包括支援センター等が主催し，①医療，介護等の多職種が協働して高齢者の個別課題の解決を図るとともに，介護支援専門員の自立支援に資するケアマネジメントの実践力を高める。②個別ケースの課題分析等を積み重ねることにより，地域に共通した課題を発見する。③共有された地域課題の解決に必要な資源開発や地域づくり，さらには介護保険事業計画への反映等の政策形成につなげる（図5-3）。

　開催場所は，市町村です。主な構成員は，自治体職員，包括職員，介護支援専門員，

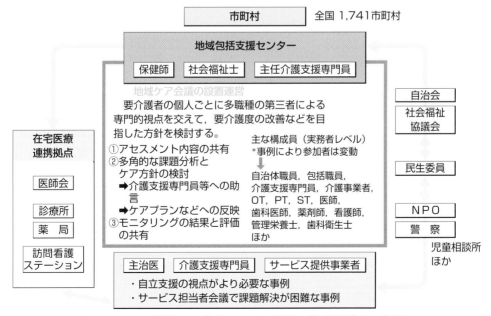

図5-2　地域ケア会議の設置・運営と管理栄養士の参画

出典）第5回介護支援専門員の質的向上と今後のあり方に関する検討委員会資料を一部修正

表5－7　地域ケア会議の5つの機能

個別課題の解決	多職種が協働して個別ケースの支援内容を検討することによって，高齢者の課題解決を支援するとともに，介護支援専門員の自立支援に資するケアマネジメントの実践力を高める機能。
地域包括支援ネットワークの構築	高齢者の実態把握や課題可決を図るため，地域の関係機関等の相互の連携を高め地域包括支援ネットワークを構築する機能。
地域課題の発見	個別ケースの課題分析を積み重ねることにより，地域に共通した課題を浮き彫りにする機能。
地域づくり資源開発	インフォーマルサービスや地域の見守りネットワークなど，地域で必要な資源を調整する機能。
政策の形成	地域に必要な取組を明らかにし，政策を立案・提言していく機能。

具体例1

①個別ケース検討
・複数の個別事例の検討を進めて行く中，「認知症が急激に進行したケース」「脳梗塞の再発ケース」「糖尿病が悪化するケース」等，病状コントロールが難しいケースが多いことがわかった。

②地域課題の発見
・日常生活圏域において，「処方薬の管理が困難となっている」という共通課題を発見。

③政策形成への展開
・他の日常生活圏域でも同様の課題があり，市に提言したところ，市が市薬剤師会と連携し，見守り事業の一環として，飲み忘れ等が見られる人に対する服薬状況の確認サービスを開始。

具体例2

①個別ケース検討
・複数の個別事例の検討を進めて行く中，身体介護が不要なケースにおいて通院のために訪問介護を利用している場合が多いことがわかった。

②地域課題の発見
・日常生活圏域において医療機関への受診に際し，介護サービス以外の移動手段が少ないという共通課題を発見。

③政策形成への展開
・他の日常生活圏域でも同様の課題があり，市に提言したところ，地域政策担当者が，既存のコミュニティバスの運行経路を再検討し，地域の診療所を細やかに回るルートが実現した。

図5－3　地域ケア会議による個別ケース検討から政策形成への展開（具体例）

介護事業者，民生委員，OT，PT，ST，医師，歯科医師，看護師，薬剤師，管理栄養士，歯科衛生士で，そのほか必要に応じた種々の職種が参加します。

5）サービス担当者会議

　サービス担当者会議の目的は，対象者についての情報を共有し，多職種協働で援助している実感をもてるようにすることです。情報共有で重要なことは，どのような状

サービス担当者・退院時カンファレンス会議　議事録

会議名称	□サービス担当者　　　　　　　　　□退院時カンファレンス会議		
開催日時	年　　月　　日（　曜）　　　　　　時　　分〜　　時　　分		
開催場所			
参 加 者	□主治医（主・在）　　　□歯科医師　　　　　　□看護師（訪問） □薬剤師　　　　　　　　□OT　　　　　　　　□PT □ST　　　　　　　　　□MSW　　　　　　　□管理栄養士(病院・在宅) □地域包括支援センター　□介護支援専門員　　　□ホームヘルパー □相談員　　　　　　　　□その他（　　　　　　　） □対象者　　　　　　　　□介護者（　　　　　　　）		
議　　題	□各担当者の自己紹介とサービス提供状況の報告 □課題に挙がっている事項の検討 □ケアプラン内容や変更，サービス提供上の留意事項などを確認		
議論した内容	□治療方針および治療状況の確認　　□栄養食事療法の指示量 □生活状況，介護者（家族）の状況　□介護者（家族）への介護支援，相談 □要介護認定情報　　　　　　　　　□ケアプラン内容 □他のサービス利用状況と事業所情報□他のサービス事業者からの情報 □疾病，病状の経過等健康状態　　　□褥瘡・嚥下ケア，生活指導の有無 □性格　　　　　　　　　　　　　　□日常生活の状況や情報 □キーパーソン　　　　　　　　　　□総合的な相談窓口機能 □運動機能回復訓練などのリハビリ状況□ADLの維持，向上の到達点 □服薬上の問題点　　　　　　　　　□口腔機能，嚥下機能の評価状況 □食形態の適合状況　　　　　　　　□食べ方・食べさせ方の工夫 □嗜好，味付け，食習慣　　　　　　□義歯の調整 □その他の留意事項，特記事項		
結　　論			

*参加者や議題，話し合いの内容について，チェックを入れるだけでおおむねの議事録となるよう工夫した書式の例。

図５−４　サービス担当者・退院時カンファレンス会議議事録の書式例

態像を目標とするかのイメージと，今後予測されるリスクです。

　一般には，次の場合に開催されます。①新規サービス利用時，②問題発生時（対象者の状態変化），③介護認定の更新時。それぞれの時点で開催目的は若干異なりますので，参加するメンバーが会議の目的を共有しやすいように説明する必要があります。

サービス担当者会議議事録の書式の例を図5-4 に示します。

① 診療所など，主治医のいる場所での開催　　主治医のいる場所で開催するメリットは，医師の参加が確実に得られることです。デメリットは開催時間に制約があることと，医師の前で本音をいえない事業者・介護者がいる可能性があることです。

② 対象者宅での開催　　対象者宅での開催のメリットは，対象者や介護者が本音を発言しやすいことです。デメリットは，医師の参加が不確実なことと，ときに時間にルーズになりやすいことです。

4　ケアプラン（居宅サービス計画）と在宅栄養支援の実際

　居宅療養管理指導は医師の判断に基づいて実施されるため，介護保険の他のサービスと異なり，ケアプラン（介護サービス計画）の対象とはなりません。とはいえ，「指定居宅サービス等の事業の人員・設備及び運営に関する基準」等を踏まえ，ケアプランに従ったサービス提供を行う必要があります。

1）ケアプランの中での位置付け

　ケアプランには，①在宅介護を支援する方向性，②各介護サービスを利用する目的，③ケア内容が記載されています。在宅訪問栄養食事指導も介護サービスのひとつです。初回訪問で決定した事項を介護支援専門員に報告し，居宅療養管理指導サービスの利用について，ケアプランの中に位置付けることにより，介護支援専門員や他のサービス担当者など他の職種との連携にもつながります。

2）ケアプランの計画書

　居宅療養管理指導サービスが位置付けられたケアプランについて，①居宅サービス計画書（1）（図5-5），②居宅サービス計画書（2）（図5-6），③週間サービス計画表（図5-7）を介護支援専門員から受領します。居宅サービス計画書からは，介護支援の援助方針，対象者のニーズと援助内容の全体像，居宅療養管理指導の位置づけなどを読み取ります。

　他の介護サービスの利用状況・内容は，栄養ケア計画作成時に踏まえるべき重要な事項です。じゅうぶんに確認し，ケアプランの把握と理解に努めます。

3）在宅栄養ケアプロセス

　在宅訪問栄養食事指導の実施にあたり，その目的・目標・実施内容の方向付けをします。在宅訪問栄養食事指導の実施・評価は，栄養ケア計画に沿って行われます。介

| 第1表 | | 居宅サービス計画書（1） | | 作成年月日　　　年　　　月　　　日 | |

初回 ・ 紹介 ・ 継続　　　認定済 ・ 申請中

利用者名　　　　　　　　　殿　　　生年月日　　年　　月　　日　　住所
居宅サービス計画作成者氏名
居宅介護支援事業者・事業所名及び所在地
居宅サービス計画作成（変更）日　　　　　年　　月　　日　　　初回居宅サービス計画作成日　　年　月　日
認定日　　　年　　月　　日　　認定の有効期間　年　　月　　日　～　　年　　月　　日

要介護状態区分	要介護1 ・ 要介護2 ・ 要介護3 ・ 要介護4 ・ 要介護5
利用者及び家族の生活に対する意向	
介護認定審査会の意見及びサービスの種類の指定	
統合的な援助の方針	
生活援助中心型の算定理由	1．一人暮らし　　2．家族等が障害、疾病等　　3．その他（　　　　　　　　）

図5-5　居宅サービス計画書（1）

| 第2表 | | | | | | | | | 作成年月日　　　年　　　月　　　日 | |

利用者名　　　　　　　　殿

生活全般の解決すべき課題（ニーズ）	援助目標				援助内容					
	長期目標	（期間）	短期目標	（期間）	サービス内容	※1	サービス種別	※2	頻度	期間

※1 「保険給付の対象となるかどうかの区分」について、保険給付対象内サービスについては○印を付す。
※2 「当該サービス提供を行う事業所」について記入する。

図5-6　居宅サービス計画書（2）

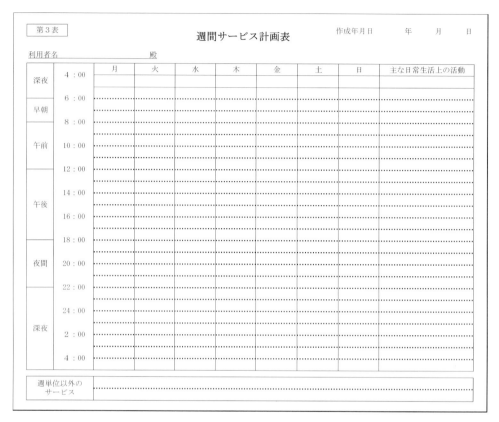

図5－7　週間サービス計画表

護保険で実施する場合は，栄養ケアマネジメントの手順に基づくことが算定要件となっています。

　本来，栄養ケア計画は在宅訪問栄養食事指導開始前に完成していることが望ましいのですが，栄養ケア計画の作成に時間をかけ過ぎて在宅訪問栄養食事指導のタイミングが遅れないように注意します。したがって，訪問開始前に栄養ケア計画の完成が困難な場合は，在宅訪問栄養食事指導を開始してから必要情報の収集や対象者・介護者の意向を把握します。

（1）低栄養状態におけるリスクの把握

　厚生労働省より示されている「栄養スクリーニング（通所・居宅）」の様式に準じて，低栄養状態のリスクを把握します。

　低栄養状態のリスクレベルの判定（低リスク，中リスク，高リスク），血清アルブミン値のデータが入手できない場合は，身体計測値（％ AMC）などの他の栄養状態の指標で代用し，低栄養状態の進行リスク（栄養面や食生活の問題）の有無を判定します（第4章4.1）参照）。

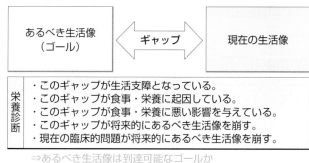

図５−８　在宅訪問栄養食事指導における栄養診断と栄養改善目標（ゴール）

出典）全国在宅訪問栄養食事指導研究会編：訪問栄養食事指導実践の手引き　在宅での栄養ケアのすすめかた，日本医療企画，2008．を改変．

（2）栄養アセスメント

対象者や介護者の状況を客観的にとらえ，問題点を評価します（第3章2.参照）。

（3）問題の整理と優先順位の決定（栄養診断）

複数の栄養問題がある場合，優先順位の高い問題から取り上げます。在宅訪問栄養食事指導においては，最初から欲張らないことが"コツ"です。できれば3つくらいに整理します。対象者や介護者が直面している課題，早急に改善が必要な課題から取り組み，その他の課題は段階を踏みながら徐々に整理していきます（図5-8）。

（4）目標エネルギーおよび栄養素量

種々の疾患や低栄養，肥満，寝たきり等の対象者において，画一的な栄養食事療法基準をそのまま目標エネルギーや栄養素摂取量として設定することはできません。目標摂取量は，①基礎代謝量による必要栄養量と疾患（病態・病期）による食事摂取量，②栄養状態に応じた必要量と身体活動量に応じた必要量を踏まえて設定しますが，設定にあたり以下の事柄を考慮します。

【配慮するポイント】
・目標とする状態像に応じた必要栄養量と現在の摂取量との比較
・心身機能等を考慮し，現実的に確保可能な量
・静脈・経腸栄養法と経口摂取量の配分

（5）栄養ケアのプランニング

課題を解決するためのプランニングを行います。

4）多職種協働のための調整

栄養アセスメントの段階で必要な情報は，関連職種にも確認して収集します。専門性が異なると問題点のとらえ方も違いますので，栄養ケア計画案ができたら，主治医，

介護支援専門員，関連職種に送付し，情報を共有します。助言や指導を受ける場合は口頭でもかまいませんが，行き違いを避けるためにも，できるだけ文書で受け取るようにします。そのためには，栄養ケア計画案に回答書を添付し，助言等を記入してもらうとよいでしょう。

多職種の視点・観点からみた栄養ケアの問題点や注意事項を踏まえ，必要があれば栄養ケア計画案を修正して完成させます。

完成した栄養ケア計画書は2通用意して対象者か介護者に内容を確認してもらい，相違や問題がなければ同意を示すサインと押印をもらいます。

5) モニタリング

訪問中に整理したモニタリング情報を確認して再評価します。在宅訪問栄養食事指導から帰って直ぐに整理するよう習慣付けることが大切です。

(1) 実施記録の整理

毎回の訪問中の様子は，あとで事例検討をするうえで重要な情報になります。訪問中の何気ない会話の中に解決の糸口になるヒントや対象者の変容の兆しが隠されていることも少なくありません。困難な事例ほど，ていねいな記録と分析を行うことにより症例の実態を読み解く必要があります。また，実施記録は監査等でも重要な資料となりますので，訪問時の記録だけでなく，主治医や他職種との連携記録も必ず残してファイルしておくことが大切です。

(2) モニタリング，再アセスメント

訪問中の情報を整理して，モニタリングや再アセスメントを行います。その主な項目を以下に示します。

・栄養ケア内容の妥当性の評価	・解決された課題，残された課題，新たな課題
・次回訪問時のプランニング	・他職種や介護者との調整事項

6) 報告と調整

(1) 主治医への報告と調整

主治医が別の医療機関の所属である場合，頻繁には連携をとりにくいことがあります。緊急を要する状況以外は，毎月の報告書あるいは他の報告書にまとめるか，他の関連職種に報告や相談をするようにします。緊急に主治医に報告すべき事項や確認する内容は以下のとおりです。

> ・栄養ケア以外のことで受けた質問，相談事項
> ・栄養ケアに関する他のサービスでの状況確認
> ・他の関連職種のサービス提供での考慮と情報
> ・対象者や介護者との間で起きたトラブル等

（2）他の関連職種への報告と調整

　関連する職種に直接，報告・調整をしてもかまいませんが，介護保険での実施ではケアプラン全体に影響することも多くありますので，介護支援専門員にも状況や経過を報告しておくことは必須です。

（3）介護者への報告・調整が必要な事柄

　日中不在や別居などにより，訪問時に介護者とかかわれない場合には，介護者への報告や調整も必要になります。例えば，訪問日程，実施内容等の変更，栄養補助食品の購入費用，対象者情報で確認したいことなどです。そのような場合には，連絡ノートを活用したり，電話で話すなどの方法を使用します。

■ 7）報告書の提出

　栄養ケアに関する指導内容については，主治医に栄養・食事に関する問題点，栄養ケア計画の方向性などを口頭で報告するとともに指導記録（報告書）を提出します。その際，訪問の開始時刻と終了時刻の記入を忘れないことや，日にちにズレがないかなどに注意します。

　報告書は，主治医だけでなく在宅にかかわる他の関連職種も情報源として活用します。対象者のケア向上の第一歩だといえます。そのためには，誰が読んでも分かりやすい，読みたくなる報告書が要求されます。ダラダラした報告書ではなくSOAP形式（第3章参照）をとり入れ，要点を絞って簡潔に具体的に書くことが大切です。

　また，報告書の書式は実施記録と兼ねて使えるようにしておくと，二度手間が省け，転記漏れ等も防げます。

■ 8）総合評価

　栄養ケア計画書で設定した長期・短期目標の期間が終了する時期に，長期目標，短期目標の達成度ならびに症例の全体評価を実施します。

5　依頼から契約まで

■ 1）依　　頼

　在宅訪問栄養食事指導の依頼は，①介護支援専門員からの依頼，②主治医からの依頼，の2つの経路を経て訪問管理栄養士にもたらされます。

（1）介護支援専門員からの依頼

　介護支援専門員が必要であると判断して行う場合は，以下のような手順を経て訪問栄養食事指導が始まります。

　　① 介護支援専門員または介護者から主治医に打診を行う。

　　② 主治医に連絡して正式に指示書の依頼をする。

　　③ 初回訪問日の調整を介護支援専門員に依頼する。

（2）主治医からの依頼

　主治医が必要と判断した場合は，以下の手順を経て始まります。

　　① 介護支援専門員に主治医から依頼があった旨を連絡。

　　② 介護支援専門員に初回訪問日の調整を依頼する。

　介護支援専門員には，できるだけ多職種が集まって連携していくためにサービス担当者会議を開催してもらいます。また，対象者や介護者と初めて顔を合わせるのであれば，初回時はできるだけ管理栄養士単独ではなく，介護支援専門員が同行するほう

【例】Aさん（77歳）は脳梗塞の後遺症で寝たきりとなり，数年前から△△クリニック在宅部の訪問診療と訪問看護を利用して在宅療養をしている。数か月前から褥瘡ができはじめた。

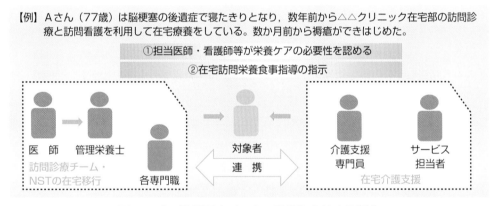

図5−9　訪問医療チームの依頼から始まる場合

【例】Bさん（76歳）は重度の認知症と四肢の麻痺があるうえに日中は独居となるため，毎日2回ホームヘルパーが入り，調理と食事介助をしている。1回の食事に1時間近くかかるので，Bさんは疲れてしまい食事がじゅうぶんに食べられない。あるとき浮腫がひどくなり，かかりつけの病院に入院した。

図5−10　医療課題から始まる場合

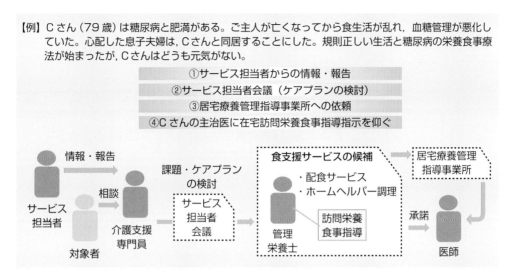

【例】Cさん（79歳）は糖尿病と肥満がある。ご主人が亡くなってから食生活が乱れ，血糖管理が悪化していた。心配した息子夫婦は，Cさんと同居することにした。規則正しい生活と糖尿病の栄養食事療法が始まったが，Cさんはどうも元気がない。

①サービス担当者からの情報・報告
②サービス担当者会議（ケアプランの検討）
③居宅療養管理指導事業所への依頼
④Cさんの主治医に在宅訪問栄養食事指導指示を仰ぐ

図5-11　生活・介護課題から始まる場合

が訪問栄養食事指導はスムーズに進みます。

（3）依頼はどのように行われるのか？

訪問栄養食事指導は，①訪問診療チームからの依頼，②医療課題からの依頼，③生活・介護課題からの依頼により行われます（図5-9～11）。

（4）訪問栄養食事指導を利用できる対象者

介護保険では，要介護認定を受けている対象者であって，①居宅で療養している，②通院や通所による療養が困難である，③主治医が「特別食を必要とする」または「低栄養状態にある」と判断している人が，対象となります。

②の「通院が困難」の解釈は訪問看護費算定の要件に準ずるとされ，居宅療養管理指導に読み替えると次のようになります。

「通院が困難な利用者」について

居宅療養管理指導費は「通院が困難な利用者」に対して給付することとされているが，通院の可否にかかわらず，療養生活を送るうえで居宅での支援が不可欠な者に対して，ケアマネジメントの結果，居宅療養管理指導の提供が必要と判断された場合は居宅療養管理指導費を算定できるものである。「通院が困難な利用者」の趣旨は，通院により，同様のサービスが担保されるのであれば，通院サービスを優先すべきということである。

　指定居宅サービスに要する費用の額の算定に関する基準（訪問通所サービス及び居宅療養管理指導に係る部分）及び指定居宅介護支援に要する費用の額の算定に関する基準の制定に伴う実施上の留意事項について，老企第36号，平成12年3月1日

2）主治医指示書

（1）主治医指示書の記載項目

在宅訪問栄養食事指導を行うには，主治医の指示が必要になります。主治医は指示

した内容の要点を診療録に記載（電子カルテに入力）することになっています。その内容を主治医指示書として発行してもらいますが，医療保険の枠組みによる場合と介護保険の枠組みによる場合とでは，その記載項目が異なります。

- ・医療保険の場合：主治医が指示する主な項目は，熱量，熱量構成，たんぱく質量，脂質量。
- ・介護保険の場合：主治医は栄養ケア計画の作成に参加し，その計画に基づいて指示等を行う。医療保険の場合と異なり，指示する項目は特に決められていない。

---

(2) 主治医指示書の発行依頼

　在宅訪問栄養食事指導では最初から主治医が主治医指示書で依頼してくれることはまれです。主治医から口頭で，あるいは医師以外の医療スタッフから依頼があった場合は，対象者と介護者の同意を確認のうえ，管理栄養士から主治医に主治医指示書の発行を依頼することになります。その際の主治医指示書発行依頼文には，①対象者名，②在宅訪問栄養食事指導が必要な経緯，③対象者と介護者の意向，④栄養ケアの方向性（予定），⑤指示書の有効期間を記し，併せて⑥栄養ケア計画書・報告書を添えます。

(3) 主治医指示書発行依頼のポイント

　「主治医が指示書を発行してくれない」，「必要な指示事項が記載されていない」といったことがあります。主治医指示書が発行されないのは，医師が在宅訪問栄養食事指導に対して理解がないという理由だけではありません。

　医師の職務環境や立場をじゅうぶんに理解したうえで，発行依頼文（図5-12）の書き方や指示書の形式を工夫すること，ならびに専門職である管理栄養士としての見解を明確に示し，指示書発行にかかわる医師の負担を軽くするような配慮や工夫が必要です。そのポイントを以下に，書式の例を図5-13に示します。

【書き方のポイント】
- ・要点を簡潔かつ論理的に伝える。
- ・最低限欲しい情報や指示事項を明確に伝える。
- ・主治医が別の医療機関に所属する場合は，確実に手元に届くよう，宛先に注意する。

【主治医指示書の形式】
- ・指示すべき事項が一目でわかる。
- ・指示すべき事項は必要最低限に絞る。
- ・指示項目はチェック式で済むようにする。
- ・文章を書く項目は最小限にする。

【専門職としての見解の提示】
- ・解決すべき課題と課題解決に向けた栄養ケアの構想。
- ・必要栄養量の提案。
- ・治療と連携したいポイント。

```
_____ 先生様侍史

  はじめてご連絡させていただきます。○○○○病院 の管理栄養士 □□□□ と申します。
指定居宅療養管理指導事業所として訪問による栄養食事指導を行っております。
  このたび，お手紙を差し上げますのは，先生の患者さまの △△△△ 様 より，訪問による
栄養相談の希望があり，状況を確認するため，先日ご自宅を訪問しましたところ，何を食べ
たたらよいのかかなり困惑されており，定期的な相談を希望されました。
  そこで，訪問に当たり，医師の指示書が必要になりますので，たいへんお手数ではござい
ますが，同封いたしました別紙の指示箋に指示内容をご記入いただけますれば幸いです。
  今回の訪問は，介護保険の「居宅療養管理指導（管理栄養士による訪問）」となります。


＊指示箋をご記入いただけましたら，同封の返信用封筒にてご返送のほど，お願い申し
  上げます。
    なお，栄養指導後には，報告書等を送付させていただきます。よろしくお願い申し上
  げます。


                              管理栄養士名    管理栄養士 □□□□
                              事業所名    ○○○○病院○○○○室
                              住  所
                              電話番号
```

図5－12 「主治医指示書」発行依頼文〔例〕

■ 3）初回訪問

　初回訪問では，管理栄養士が対象者の自宅に赴き，対象者や介護者等と30分から60分ぐらい面談を行います。在宅訪問栄養食事指導の開始にあたってインテーク面接ならびに目的と支援内容の打ち合わせなどを行う場です。

　初回訪問は対象者との信頼関係構築の第一歩です。対象者と介護者についての観察と同時に，自分の印象をどうもってもらえるかを考えて訪問することもたいせつです。話すときの声のトーンやスピードを意識して相手に合わせること，笑顔を絶やさないこと，対象者や介護者は人生の先輩であることを意識して面談に臨みましょう。

（1）インテーク面接

　対象者の情報を収集するための初回の面接をインテーク面接といいます。インテーク面接には次の①～③に示すような目的があります。

---

① 対象者の全体像を明らかにする。
② 介護サービスの利用目的・要望などを対象者や介護者に話してもらい，できる限り対象者と介護者の生活に対する意向に沿うようにする。
③ 在宅訪問栄養食事指導を利用する目的や目標を明確化する。

　管理栄養士は必要な情報が得られるように対象者や介護者から会話を引き出しま

在宅訪問栄養食事指導指示書

フリガナ 患 者 名	様	男 ・ 女	生年月日	明・大・昭・平 　　　　年　　　月 日
住　　所				

	疾　患　名	病　　状	予後の見通し
診　断　名	1	安定 ・ 不安定 ・ 不明	改善 ・ 不変 ・ 悪化
	2	安定 ・ 不安定 ・ 不明	改善 ・ 不変 ・ 悪化
	3	安定 ・ 不安定 ・ 不明	改善 ・ 不変 ・ 悪化
	4	安定 ・ 不安定 ・ 不明	改善 ・ 不変 ・ 悪化
主な治療薬			
身体所見	身長　　　　cm	体重　　　　kg	

検査所見 必要な項目のみ 採血日：　年　月 　　　　　日	血　　圧	T-Cho	BUN
	総たんぱく	HDL-Cho	Cr
	アルブミン	LDL-Cho	カリウム
	ヘマトクリット値	中性脂肪	血糖値
	血色素量	尿　糖	HbA1c
	鉄（Fe）	尿たんぱく	CRP
	その他		

栄養管理指示

管理・観察を 要する項目	□体重の変動　　□低栄養状態　　□摂食機能　　　□嚥下機能 □脱　水　　　　□尿　量　　　　□排　便　　　　□消化器症状 □褥　瘡　　　　□浮　腫　　　　□服　薬　　　　□身体機能 □糖尿病　　　　□腎疾患　　　　□肝疾患　　　　□血　圧 □心疾患　　　　□高脂血症　　　□消耗性疾患　　□消化器術後の経過 □静脈・経腸栄養療法等の投与モニタリング □その他（　　　　　　　　　　　　　　　　　　　　　　　　）
方針・目標	
留意事項	
エネルギー	kcal／day ＊制限や禁止事項
たんぱく質	g／day
脂　　質	g／day
塩　　分	g／day
水　　分	mL／day
その他	

上記のとおり，栄養食事指導を指示します。

医療機関名

担当医師　　　　　　　　　　　印

図5−13　主治医指示書〔例〕

す。特に注意しなければならないことは，対象者と介護者のこれまでの食生活を決して否定しないことです。むしろ「これまでよく頑張ってこられましたね」というような言葉をかけ，褒めて自信をもってもらうことが大切です。

また，対象者の話だけでは不明な点を補うように質問をします。例えば，①今の生活・状態をどう感じているのか（不安，負担，心配事など），②今，どのようなことで困っているのか，③今後どうありたいのか，④対象者と介護者がこうありたいと思う姿をイメージしてもらい，そのためにできることは何か，管理栄養士にサポートし

てほしいことは何か，などを聞きとりながら面接を展開していきます。

（2）初回訪問での観察

対象者と介護者について以下のような事柄を観察します。

環　境	：近隣の様子，道路状況，買い物の場所（便利か不便か），玄関や台所等の段差の有無など
衛　生	：室内の状況，台所の状態，日当たり，室内の動線，ゴミの状況など
対象者	：服装，髪型，におい，姿勢，表情，声の大きさ，皮膚の状態，視線など

（3）目的と支援内容の確認

インテーク面接の内容を整理し，在宅訪問栄養食事指導の方向性と支援内容について，以下の点を整理し支援方法を決めます。

① 対象者・介護者にとっての課題と，医療・介護の視点からの課題を整理する。
② 対象者がどうありたいかを受け止め，栄養・食事改善の目的を整理する。
③ 栄養支援のポイントと支援の方法を決める。

4）契　約

在宅訪問栄養食事指導の利用について対象者または介護者の同意が得られれば，在宅訪問栄養食事指導の開始に向けて以下の書類を準備し，契約の手続きを行います。

（1）重要事項説明書

居宅療養管理指導事業所としての説明書です。居宅療養管理指導サービスの提供にあたり，平成18年厚生労働省令第37号第8条に基づいて，重要事項を説明するものです（図5-14）。

（2）居宅療養管理指導契約書（正副2通）

「利用者」と，例えば病院・診療所などの「事業者」が取り交わすもので，事業者が利用者に対して行う管理栄養士による居宅療養管理指導について契約するものです。2通作成し，利用者，事業者が署名押印のうえ，それぞれ1通ずつ保管します（図5-15）。

（3）サービス内容説明書

管理栄養士が対象者に提供するサービスについて，①内容，②提供方法，③料金，④サービス提供のキャンセルについて説明する書類です（図5-16）。対象者あるいは介護者が説明に対して了承し，利用者の署名と押印をもらってから在宅訪問栄養食事指導が開始される流れとなりますが。緊急の場合には，署名押印が後になる場合もあります。

指定居宅療養管理指導重要事項説明書

　指定居宅療養管理指導サービスの提供にあたり，厚生労働省令第37号第8条に基づいて，重要事項を以下の通り説明いたします。

1. 居宅療養管理指導事業所の概要
（1）事業所の概要

事業所の名称	医療法人○○○○会□□□病院
指定事業所番号	231100200301
所在地・連絡先	△△市□□□区○○○町　1－234　　　　　電話：○○○（○○○）○○○○
管理者氏名	□□□□
営業日	月曜～金曜（年末年始を除く）
通常の事業実施地域	△△市

（2）事業所の職員体制

職　　名	資　格	常　勤	非常勤	業務内容
管理者	医師	1名	—	利用申し込みの調整，業務等の管理及び居宅療養管理指導の提供にあたる。
居宅療養管理指導従事者	管理栄養士	常　勤	非常勤	居宅療養管理指導の提供にあたる。

2. 事業の目的及び運営方針

事業の目的	当事業所は，利用者が要介護状態又は要支援状態となった場合において，療養上の管理及び指導を行うことにより，その利用者が可能な限りその居宅において，その有する能力に応じた自立した日常生活を営むことができるように支援することを目的とする。
運営の方針	1　当事業所の指定居宅療養管理指導は，要介護状態の軽減もしくは悪化の防止，要介護状態になることの予防になるよう，適切にサービスを提供する。 2　指定居宅療養管理指導の提供に当たっては，利用者又はその家族からの介護に関する相談に懇切丁寧に対応することを旨とし，利用者又はその家族に対し，療養上の必要な事項について，理解しやすいように指導又は助言を行う。 3　指定居宅療養管理指導の実施に当たっては，居宅介護支援事業やその他の保健医療サービス又は福祉サービスを提供するものとの密接な連携に努めるとともに，関係市区町村とも連携を図り，総合的なサービスの提供に努める。 4　自らその提供する指定居宅療養管理指導の質の評価を行い，常にその改善を図るものとする。

3. サービスの内容と費用
（1）サービスの内容

　管理栄養士は，計画的な医学的管理を行っている医師の指示に基づき，他の職種とともに作成した栄養ケア計画に沿って，居宅を訪問し，栄養管理に係わる必要な情報提供や助言ならびに食事療養に関する実地指導を行います。医師の判断により，別に厚生労働大臣が定める特別な治療食を必要とされる方もしくは低栄養状態にある方が対象となります。

（2）提供するサービスの利用料，利用者負担額（介護保険を適用する場合）

区　　分	サービス提供者	利　用　料	利用者負担額
管理栄養士が在宅の利用者に対して行う居宅療養管理	管理栄養士が行う場合　＊月2回まで	1回　○○○○円	1回　○○○円
	単一建物居住者に対して行う場合	1回1人の場合　○○○○円 1回2人以上9人以下の場合○○○○円 1回10人以上の場合　○○○○円	1回　○○○円 1回　○○○円

　お客様の負担額については，契約書別紙「サービス内容説明書」に記載します。

（3）交　通　費

　お客様の居住地域によっては，訪問に要する交通費を実費負担いただく場合があります。交通費が発生する場合は，あらかじめ説明を行い，お客様の同意を得ます。

（4）キャンセル料

　お客様の都合によりサービスを中止する場合は，次のキャンセル料をいただきます。ただし，お客様の病状の急変等，緊急やむを得ない事情がある場合ならびに当事業者の担当者に不手際があった場合は，キャンセル料をお支払いいただく必要はございません。

利用日の前日までに連絡があった場合	無　　料
利用日当日の2時間前までに連絡があった場合	利用料自己負担額の50%
利用日当日の2時間前までに連絡がなかった場合	利用料自己負担額の100%

（5）サービス提供に必要な材料費等

　実地指導において，材料等を持ち込む必要がある場合は，必ずお客様の了解を事前に確認いたします。材料費等は実費負担となります。

（6）料金の支払い方法

　毎月15日頃までに前月分の請求をいたします。サービス提供時に，現金にてお支払いください。お支払いと引き替えに領収書をお渡しいたします。なお，材料費の実費は，サービス提供時にその都度現金にてお支払いください。

図5－14　重要事項説明書〔例〕

居宅療養管理指導契約書

＿＿＿＿□□□□（以下，「利用者」といいます）と△△△△病院（以下，「事業者」）は，事業者が利用者に対して行う管理栄養士による居宅療養管理指導について，次の通り契約します。

第1条（サービスの目的及び内容）
1．事業者は，介護保険法等の関係法令及びこの契約書に従い，利用者に対し可能な限り居宅においてその有する能力に応じて，自立した日常生活を営むことができるよう，管理栄養士による居宅療養管理指導のサービスを提供します。
2．サービスの内容の詳細は，サービス内容説明書（別紙）に記載のとおりにします。

第2条（契約の有効期間）
1．この契約の有効期間は，令和　　　年　　　月　　　日から利用者の要介護認定の有効期間満了日までとします。
2．事業者は，有効期間満了の1ヶ月前から14日前までに，利用者に対し，有効期間満了までに契約更新を行うか否かの意思表示を行うよう求めるものとします。
3．契約満了の2日前までに，利用者から事業者に対して，文書により契約終了の申し出がない場合，本契約は同じ条件で更新されるものとします。
4．契約が更新された場合には，事業所は契約更新後1ヶ月以内に利用者に対し別紙の「契約変更・更新確認欄」に必要事項を記載し，契約更新を確認するものとします。

第3条（個別サービス計画等）
1．事業者は，利用者の日常生活の状況及びその意向を踏まえて，利用者の居宅サービス計画（ケアプラン）に沿って，「栄養ケア計画」を作成し，これに従って計画的にサービスを提供します。栄養ケア計画については利用者に説明し，その写しを交付します。
2．事業者は，利用者がサービスの内容や提供方法等の変更を希望し，その変更が居宅サービス計画の範囲内で可能な場合には，速やかに個別サービス計画の変更等の対応を行います。
3．事業所は，利用者が居宅サービス計画の変更を希望する場合には，速やかに居宅介護支援事業者への連絡調整等の援助を行います。

第4条（サービス提供の記録等）
1．事業所は，あらかじめ定めた「サービス提供記録書」に居宅療養管理指導に関する記録をつけることとし，一定期間ごとに，前項のサービス提供記録書等の書面その他の書面に目標達成の状況等を記載して，利用者に説明のうえその写しを交付します。
2．事業者は，サービス提供記録書等を契約終了後2年間保存し，利用者の求めに応じて閲覧に供し，又は実費負担によりその写しを交付します。
3．第6条，第7条の規定により，利用者または事業者が解約を文書で通知し，かつ，利用者が希望した場合，事業者は利用者に対し，直近の栄養ケア計画及びその実施状況に関する書面を作成し，交付します。

第5条（利用者負担金及びその滞納）
1．サービスに対する利用者負担金は，別紙に記載するとおりにします。ただし，契約の有効期間中，介護保険法等の関係法令の改正により利用者負担金の改定が必要となった場合には，改定後の金額を適用するものとします。この場合には，事業者は法令改正後速やかに利用者に対し改定の施行時期及び改定後の金額を通知し，本契約の継続について確認するものとします。
2．利用者が正当な理由なく事業者に支払うべき利用者負担金を3ヶ月分以上滞納した場合には，事業者は1ヶ月以上の相当な期間を定めてその支払いを催告し，期間満了までに支払わないときに限り，文書により契約を解約することができます。
3．事業所は，前項の催告をした後，契約を解除するまでの間に，居宅サービス計画を作成した居宅介護支援事業者と協議し，利用者の日常生活を維持する見地から，居宅サービス計画の変更，介護保険外の公的サービスの利用等について必要な調整を行うよう要請するものとします。

第6条（利用者の解約等）
1．利用者は少なくとも契約終了日の3日前までに事業者に予告することにより，いつでも，この契約を解約することができます。
2．事業者はやむを得ない事情がある場合，利用者に対して，契約終了日の1ヶ月前までに理由を示した文書で通知をすることにより，この契約を解約することができます。この場合，事業者は相応するサービス等に関する情報を利用者に提供します。
3．事業者が定められたサービスを提供しなかった場合，その他この契約に違反した場合，利用者は文書で通知することにより，直ちにこの契約を解除することができます。

第7条（事業者の解約）
　事業者は，利用者またはその家族などの著しい不信行為によりこの契約を継続することが困難となった場合には，その理由を記載した文書を交付することにより，この契約を解除することができます。この場合には，事業所は，居宅サービス計画を作成した居宅介護支援事業者にその旨を連絡します。

図5－15　居宅療養管理指導契約書〔例〕－1

第8条（契約の終了）

　次の事由に該当した場合は，この契約は自動的に終了します。
① 利用者が介護保険施設に入所した場合
② 利用者の要介護認定区分が自立と認定された場合
③ 利用者が死亡した場合

第9条（事故時の対応等）

１．事業者は，サービス提供に際して利用者のけがや体調の急変があった場合には，医師や家族などへの連絡その他適切な措置を迅速に行います。
２．事業者は，サービス提供にあたって利用者の生命・身体・財産に損害を与えた場合には，その損害を賠償します。ただし，事業者の故意又は過失によらないときは，この限りではありません。

第10条（秘密保持）

　事業者は，業務上知り得た利用者又はその家族の秘密については，利用者又は第三者の生命，身体等に危険がある場合など正当な理由がある場合を除き，契約中及び契約終了後，第三者に漏らすことはありません。

第11条（個人情報利用）

１．事業者は，次の場合に利用者又はその家族の個人情報を必要最低限の範囲内で使用します。
① 介護サービスの提供を受けるにあたって，介護支援専門員と介護サービス事業者との間で開催されるサービス担当者会議において，利用者の状態，家族の状況を把握するために必要な場合。
② 上記①のほか，介護支援専門員又は介護サービス事業所との連絡調整のために必要な場合。
③ かかりつけ医への報告及び連絡調整を必要とする場合。
２．事業者は，個人情報を使用した会議，提供した事業所等，個人情報利用の内容の経過を記録します。
３．個人情報の提供にあたっては，関係者以外の者に漏れることのないよう細心の注意を払います。

第12条（苦情対応）

１．利用者は，提供されたサービスに関して苦情がある場合には，事業者，介護支援専門員，市町村又は国民健康保険団体連合会に対して，いつでも苦情を申し出ることができます。
２．事業者は，苦情対応の窓口責任者及びその連絡先を明らかにし，苦情の申し出又は相談があった場合には，迅速かつ誠実に対応します。
３．事業者は，利用者が苦情申し出等を行ったことを理由として何らかの不利益な取り扱いもいたしません。

第13条（裁判管轄）

　利用者と事業者は，本契約に関してやむを得ず訴訟となる場合は，利用者の住所地を管轄とする裁判所を第一審管轄裁判所とすることを予め合意します。

第14条（契約外事項等）

　この契約及び介護保険法等の関係法令で定められていない事項については，関係法令の趣旨を尊重して，利用者と事業者の協議により定めます。

　上記の契約を証するため，本書を2通作成し，利用者，事業者が署名押印の上，1通ずつ保有するものとします。

　　　契約締結日　　　　　　年　　　　月　　　　日

　　　契約者氏名　（利用者）住　所＿＿＿＿＿＿＿＿＿＿＿＿＿＿＿＿＿＿＿＿

　　　　　　　　　　　　　氏　名＿＿＿＿＿＿＿＿＿＿＿＿＿＿＿＿印

　　　　　　　上記代理人（代理人を選任した場合）
　　　　　　　　　　　　　住　所＿＿＿＿＿＿＿＿＿＿＿＿＿＿＿＿＿＿＿＿

　　　　　　　　　　　　　氏　名＿＿＿＿＿＿＿＿＿＿＿＿＿＿＿＿印

　　　　　　　（事業者）　所在地＿＿＿＿＿＿＿＿＿＿＿＿＿＿＿＿＿＿＿＿
　　　　　　　　　　　　　事業者名＿＿＿＿＿＿＿＿＿＿＿＿＿＿＿＿＿＿
　　　　　　　　　　　　　事業所番号＿＿＿＿＿＿＿＿＿＿＿＿＿＿＿＿

　　　　　　　　　　　　　代表者名＿＿＿＿＿＿＿＿＿＿＿＿＿＿＿＿印

図5－15　居宅療養管理指導契約書〔例〕－2

【契約書別紙】

サービス内容説明書（管理栄養士による居宅療養管理指導）

当事業者が，お客様に提供するサービスは，次のとおりです。

1．管理栄養士による居宅療養管理指導の内容

（1）お客様の居宅を訪問し，身体の状況や生活上の都合をよくお聞きし，安心できる食事のご提案と療養生活に必要な食事環境づくりを支援いたします。

（2）お客様やご家族のご意向をよくお伺いした上で医師の指示に基づき，食事療養に必要な事項等を記載した栄養ケア計画書を作成し，栄養管理にかかわる必要な情報提供や助言ならびに食事療養に関する実地指導を行います。

（3）このサービスの提供にあたっては，お客様の要介護状態の軽減もしくは悪化の防止，要介護状態になることの予防になるよう，適切にサービスを提供します。

2．サービスの提供

事 業 所：医療法人○○○○　○○○○○医院

利用日時：原則として毎月第 ＿＿＿＿＿＿＿，＿＿＿＿＿ 曜日の（午前・午後）＿＿＿＿ 時

担 当 者：管理栄養士 ＿＿＿□□□□

　　　　　＊常に身分証明書を携帯していますので，必要な場合はいつでも，その提示をお求めください。

　　　　　＊やむをえない事由で利用日時や担当者を変更する場合は，事前に連絡をいたします。

3．料　金

（1）利 用 料

お客様が支払う利用料は，以下のとおりです。

区　　分	単　　価	回/月	1か月あたりの利用料	
保険適用分	円	×		円
保険適用外サービス	円	×		円
1か月あたりの利用料合計額			①	円
保険適用分（ 10 / 100 ）			②	円
その他公費分（ 　 / 100 ）			③	円
交 通 費			④	円
1か月あたりのお支払い合計額（ ⑤ ＝ ① － ② － ③ ＋ ④ ）			⑤	円

（2）材料費等

事前に了承をえたうえで，実費負担いただきます。

4．サービス提供のキャンセル

緊急やむをえない場合を除き，お客様の都合でサービス提供をキャンセルする場合は，キャンセル料が発生します。できるだけサービス提供前日までにご連絡ください。

上記内容の説明を受け，了承しました。

　　　　令和　　　年　　月　　日　　　利用者氏名＿＿＿＿＿＿＿＿＿＿＿＿＿＿＿＿＿＿

図5－16　サービス内容説明書

6　リスクマネジメント

1）サービスの提供とリスクマネジメント

　リスクマネジメントとは危機管理のことで，将来起こりうるリスクを想定し，リスクが起こった場合の損害を最小限に食い止めるための対応をいいます。事前にリスクを回避するための措置と，起こった場合の対応・補償等という2つの側面があります。つまり，どのようなことがリスクとなりうるのかを現状から特定し，その内容を具体的に分析し，結果を予想してリスクを評価するということです。サービスを提供する対象者は，疾病・障害のある要支援者・介護者であり，すでになんらかのリスクを抱えています。サービス提供者側には，対象者がサービス利用中，安全に生活ができるように配慮する義務があります。

　日常生活では，体調の変化や病状の急変，誤嚥や転倒など，さまざまなリスクが存在しますが，医療機関や福祉施設の入院・入所中とは異なり，在宅では緊急事態に対処できる環境がじゅうぶんではありません。訪問時には適切な対応が求められます。

　ここでは，訪問中に起こりうる対象者の事故ならびにサービス提供側の管理栄養士に起こる事故と事故発生時の対応，そのリスク予測と予防について述べます。

2）対象者の緊急事態や事故への対応

（1）訪問時（ケア提供時）の対象者の緊急事態

　在宅訪問時の対象者の緊急事態として，以下のような事態があります。特に，意識がない，呼吸ができないという事態は生命にかかわる危機ですので，迅速で適切な対応が求められます。気道確保の方法を図5-17に示しました。

・意識がない	・呼吸ができない	・食事中の誤嚥・誤飲
・発熱（高熱）	・骨折	・自制できない痛み
・徘徊・行方不明		など

（2）緊急時の対応

　意識がない・呼吸困難などの緊急時の対応手順は以下のとおりです。

① 対象者の様子を確認し，119番に連絡して救急車を手配する。その際，対象者の名前・住所・現在の状態・対象者との関係を伝える。

② 主治医に連絡する。

③ 訪問看護ステーションと介護支援専門員に連絡する。

④ その他の緊急時連絡先が指示されていれば，そこへも連絡する。

⑤ 救急車を待つ間，衣類をゆるめたり気道を確保するなど，できる対応を介護者

意識がない場合は，頭部後屈顎先挙上法（あご先を持ち上げるようにして頭を後ろに反らす方法）や下顎挙上法（あごを上げる方法）を行います。

異物がある場合は指拭法（口の中の物を拭き取ること）や異物除去（食物の塊などを取り除くこと）を行います。

① 頭部後屈顎先挙上法

意識がないと，顎・舌などの筋肉が緩み，舌の付け根が落ち込み気道が塞がれます。以下のようにして気道を確保します。

・あご先を持ち上げるようにして頭を後ろに反らせる。

・片方の手の人差し指，中指を顎の先端に当て，もう一方の手を額に当て，顎先を持ち上げるようにして静かに頭を後ろに反らせる。

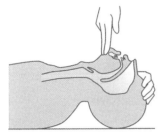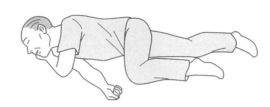

② 下顎挙上法

転倒・転落などで頸を強く痛めている場合では，頭を後ろに反らせると，頸の骨（頸椎）の神経（頸髄）を痛める危険がありますので，下顎挙上法を行います。

③ 回復体位

意識がなくなった状態で仰向けの姿勢（仰臥位）にしておくと，嘔吐した場合に窒息する危険があります。吐いた物などが流れ出るように頭を後ろに反らせて気道を開け，顔が下面を向くように横向きに寝かせます。

図5−17　気道確保の方法

とともに行う。

（3） 在宅訪問栄養食事指導実施時の事故への対応

在宅訪問栄養食事指導の実施によって対象者に事故が発生した場合は，必要な措置を講じます。事故の内容や程度にもよりますが，基本的には以下の手順を踏むことになります。

① 事故に対する速やかな対処：対象者の身体に関する事故の場合は，医療機関・主治医等へ連絡し，指示を仰ぐ。

② 事故に関する状況や対応経過の記録（事故報告書）と原因の特定。

③ 事実に基づく対象者・介護者などへの説明。

④ 介護支援専門員への連絡，必要に応じて保険者への事故報告。賠償が必要な事故の場合は，速やかに損害賠償に応じる必要があります。

また，対象者宅のドアやふすまなどへの寄りかかりや室内の物に当たる，移動させ

ようとして落下させてしまうなど，室内にあった物の破損や調理時の調理器具の破損などについては，破損した物と状況に応じて，対象者・介護者に謝罪し，損害賠償が必要な場合は速やかに対応します。

■ 3）サービス提供側の管理栄養士の事故とその対応

訪問する管理栄養士に対してハラスメントや危害が加えられるケース，また業務に伴う事故も少なくありません。例とその対応策を以下に示します。

① 対象者や介護者からの暴言　　サービス提供者間で情報を共有し，対策を講じます。

② 女性の管理栄養士に対する独居男性対象者のセクシャル・ハラスメント　　サービス提供者間で情報共有して対策を講じますが，場合によっては，担当者を変える，他の職種から注意を促すなどの対応が必要になることもあります。

③ 転倒や調理時のやけどなど　　やけどは直ちに冷やします。打撲ややけどの程度により，サービスの提供が困難な場合は，いったん中止し医療機関で受診します。

④ 訪問時の車の事故　　自損事故・人身事故・器物破損などの状況に応じて対応が異なりますが，警察署に連絡し事故証明書の交付を受けます。

なお，訪問車の駐車違反については，あらかじめ所轄警察に届け出をして，訪問車のサービス提供中の駐車許可書を申請する配慮が必要です。

■ 4）リスクマネジメント；リスクの予測と予防

事故防止策を検討するためには，対象者の在宅での生活実態・医療依存度を的確に把握しておく必要があります。在宅での過去の事故を把握するほか，事故につながりそうになった事例（ヒヤリ・ハット事例）を収集して，リスク予測を行い，予防策を講じます。

（1）契約時に行うリスクマネジメント

・対象者・介護者・介護支援専門員に緊急時の連絡先と連絡方法を確認する。
・重要事項説明書に緊急時の対応法を記載する。
・契約書に事故等の対応法等を記載する。

（2）医療的なリスクマネジメント

・主治医に医療的リスクの有無・程度を確認する。
・主治医，他の関連職種にリスクに対する栄養ケアの留意点を確認する。
・関連職種間でサービス提供時の留意事項等を確認し，リスクの低減を図る。

（3）居宅療養管理指導事業所としてのリスクマネジメント

・損害賠償が発生した場合に対応できる体制の整備。

・事故発生時・緊急時の対応マニュアルの整備。

・対応記録・報告書の整備。

・事故・サービスに関する苦情窓口の設置と，対応したサービス改善体制の整備。

7　終結と報告

1）サービス終結の判断

在宅訪問栄養食事指導を利用しなくても対象者の栄養上の課題や問題点の改善が継続でき，当初目標としていた生活像が実現できた時点で，新たな課題や問題が発生していなければ訪問を終了する方向となります。ただし，対象者や介護者の希望が優先されますので，サービスの提供・終了は対象者の意向を尊重して決めることになります。

また，管理栄養士の訪問なしで生活が安定するところまで見届け，在宅訪問栄養食事指導終了後の対象者の生活継続状況も介護支援専門員などの関連職種に確認し，慎重に責任をもって対応したうえでサービス提供を終了します。

2）訪問終了に向けた準備の手順

ある日にちを決めてサービス提供を突然終了するというわけにはいきません。終了に向けては以下のような手順を踏む配慮が必要です。

① 訪問回数を減らしてみる（訪問期間を空けてみる）。

② いったん，訪問を休止してみる。

③ 1〜3か月後に再評価する。

④ その結果，問題がなければ，在宅訪問栄養食事指導終了の判断をします。

3）訪問終了時の手続きと報告

① 対象者・介護者に在宅訪問栄養食事指導の終了に関する意向の確認。

② 主治医・関連職種の意見を確認し，終了可能と判断したら，終了とする。

③ 主治医・介護支援専門員に終了の報告。

④ 終了後の栄養ケアに関して関連職種への助言。

⑤ 他の関連職種への申し送り（必要に応じて他のサービスの導入・移行）。

⑥ 給付請求担当者に終了の報告。

終了時のポイントは，訪問管理栄養士・医療職・その他関連職種，すなわちサービス提供側の判断だけで一方的にサービスを終了しないことです。対象者・介護者の思いを優先させ，管理栄養士として何をする必要があるかを考えて決定します。

8 報酬請求

1）報酬の請求と支払

　医療保険・介護保険とも算定要件に見合った在宅訪問栄養食事指導を実施すれば診療報酬・介護報酬の算定ができます。報酬額は，医療保険によるものか，介護保険によるものか，居宅か単一建物居住者か，により異なります。報酬額の7〜9割は医療・介護保険から支払われ，1〜3割が対象者の自己負担となります。

　自己負担額は従来は1割負担または一定以上の所得のある人は2割負担とされてきましたが，2018（平成30）年8月からは65歳以上の人で現役並みの所得のある場合は3割負担となりました。算定回数は，2回/月まで保険請求が可能で，それを超える訪問は全額自己負担となります。

2）報酬の請求先

（1）医療保険の場合

　主治医の所属する医療機関が審査・支払機関の国民健康保険団体連合会（国保連合会）に請求し，支払いを受けます。管理栄養士は，請求先の機関に常勤・非常勤として所属しているか契約していないと保険請求ができません。

（2）介護保険の場合

　訪問した管理栄養士の所属する居宅療養管理指導事業所（医療機関）が審査・支払機関（国保連合会）に請求し，支払いを受けます。管理栄養士は，医療機関に所属（常勤・非常勤・契約でも可）していれば，主治医と異なる機関でも算定は可能です。

3）報酬請求時に必要な書類

　① 訪問栄養食事指導指示書。
　② 訪問栄養食事指導報告書（対象者名，訪問日，指導内容などを記載）。
　③ 医療保険では，医療保険被保険者証。介護保険では，介護保険被保険者証。

4）交通費，食材費などの精算

　介護保険，医療保険による報酬請求とは異なりますが，訪問にかかわる交通費や食材費は対象者に請求することができます。

（1）交 通 費

　在宅訪問栄養食事指導時の交通費は，対象者からの徴収が可能です。居宅療養管理指導事業所として請求ルールを決め，契約書に記載し，対象者に説明し同意を得ておきます。その際の交通費の決め方は，他職種の訪問時ルールと同様にしますが，距離

により定める，無料にするなど，実施する機関によりさまざまです。

(2) 食材費

　栄養食事指導に必要な食材費は実費の徴収が可能ですが，実費の徴収についても，事前に対象者・介護者に説明し，同意を得ておきます。支払方法についても，訪問時ごとに徴収するのか，自己負担分の請求時に加えて請求するのか，などの方法をあらかじめ決めておきます。

9　事業所の運営と管理

1) 事業所の運営

(1) 指定居宅療養管理指導事業所とは

　介護保険の居宅サービスを提供しようとする場合，事業者は都道府県知事の指定を受ける必要があります。この指定を受けるための申請はサービスの種類ごと，および事業所ごとに行います。

　居宅療養管理指導事業者の基準には，①人員に関する基準，②設備に関する基準，③運営に関する基準，が定められています。

　設備に関する基準で，指定居宅療養管理指導事業所は，病院，診療所または薬局であって，指定居宅療養管理指導の事業の運営に必要な広さを有しているほか，指定居宅療養管理指導の提供に必要な設備および備品等を備えているものでなければならないとされています。つまり，病院，診療所または薬局が，保険医療機関・特定承認医療機関に承認されていれば，指定事業者とみなされる（これをみなし指定という）ことになります。ただし，都道府県にみなし不要届出書を提出した機関においては，指定の再申請が必要となります。新規に居宅療養管理指導を始める場合は，不要届の提出の有無の確認が必要です。

(2) 在宅訪問栄養食事指導の算定できる事業所

　病院，診療所などの医療機関では，医師，歯科医師，薬剤師，管理栄養士，歯科衛生士が居宅療養管理指導を行うことで保険請求ができますが，薬局の事業所では薬剤師による居宅療養管理指導の保険請求しか認められていません。つまり，薬局からの在宅訪問栄養食事指導は介護報酬以外（サービスまたは自費）の枠組みによることとなります。

(3) 管理栄養士の所属

　在宅訪問栄養食事指導を実地する管理栄養士は，居宅療養管理指導事業所の従事者でなければなりません。栄養ケア・ステーション（CS）やフリーで活動する管理栄養士が実施する場合，それぞれの居宅療養管理指導事業所（医療機関）と雇用契約を

労働条件通知書・雇用契約書

_____（以下「甲」という）と，管理栄養士 _____（以下「乙」という），

は，以下の条件に基づき雇用契約（以下「本契約」という）を締結する。

雇用身分	□非常勤管理栄養士（認定在宅訪問管理栄養士・在宅栄養専門管理栄養士）
雇用期間	西暦　　　年　　　月　　　日から
就業場所	□甲との契約のもと指定された派遣対象者宅等（　　　　　　　　）
就業内容	□栄養食事指導　　　　　□その他（　　　　　　　　　　）
就業時間および休憩時間	□午前／後　　時　　分から午前／後　　時　　分まで【週　　時間　　分】 □1回の指導につき　　　時間　　　分【月　　回】 □休憩時間【□有（　　　分）／□無】
所定時間外労働	1．所定外労働【□有（　　時間程度）／□無】 2．休日労働【□有（　　時間程度）／□無】
休　日	週休　　日【月　　　日まで】
賃　金	1．基本給【□月給　□日給　□時給（　　　　　　　円）】 2．諸手当　通勤手当　　　　　円，　　　　　　手当　　　　円　】 3．時間外労働に対する割増率【□法定通り　　　　　　　　】 4．賃金締切日【　　日】，支払日【　　日】，銀行口座振替【同意・拒否】
退職に関する事項	1．定年制【□有（　歳）／□無】 2．自己都合退職【退職する　　日以上前までに届けること　】 3．解雇事由および手続き【　　　　　　　　　　　　　　】
保険関係	□労災保険　　□雇用保険　　□健康保険　　□厚生年金保険　　□その他
更新の有無	□自動的に更新する　　□更新する場合がありうる　　□契約の更新はしない
更新の判断 （いずれかの判断）	1．契約満了時点の業務量　　2．本人の職務能力，態度 3．就労成績，健康状態　　　4．従事している業務の進捗状況 ＊期間満了までの30日前までには更新の手続きを完了する
特約事項	1．法令を遵守するとともに，誠実に自己の職務を遂行する。 2．乙は業務上知り得た利用者に関する全ての情報を秘密に保持し，業務に関係する 限定された従業員以外の第三者に開示又は漏洩しない。退職後もまた同様とする。 3．本契約に規定されていない事柄は，甲乙協議の上，定めるものとする。

※以上の合意を証するため本契約書を2通作成し，甲乙両当事者記名捺印の上，各々1通を保有する。

＊多忙な医師に負担をかけないよう，チェックを入れることで完成するよう配慮した書式の例。

図5−18　労働条件通知書・雇用契約書〔例〕

結ぶ必要がありますが，雇用形態については，常勤・非常勤を問われません。

　労働条件通知書・雇用契約書の書式例を図5-18に示します。

（4）運営規定

　指定居宅療養管理指導事業者は，事業所ごとに下記の重要事項に関する運営規程を定め，事業所の見えるところに掲示しなければなりません。

① 事業の目的および運営の方針　　　　　② 従業者の職種，員数および職務の内容
③ 営業日および営業時間
④ 指定居宅療養管理指導の種類および利用料その他の費用の額
⑤ その他運営に関する重要事項

(5) **指定居宅療養管理指導の基本取扱方針〈薬剤師，歯科衛生士または管理栄養士等が行う場合〉**

① 指定居宅療養管理指導の提供にあたっては，医師または歯科医師の指示（薬局の薬剤師による指定居宅療養管理指導にあっては，医師または歯科医師が交付した処方箋による指示）に基づき，対象者の心身機能の維持回復を図り，居宅における日常生活の自立に資するよう，妥当適切に行う。

② 指定居宅療養管理指導の提供にあたっては，懇切丁寧に行うことを旨とし，対象者または介護者に対し，療養上必要な事項について，理解しやすいように指導または説明を行う。

③ 常に対象者の病状，心身の状況およびその置かれている環境の的確な把握に努め，対象者に対し適切なサービスを提供する。

④ それぞれの対象者について，提供した指定居宅療養管理指導の内容に関し，速やかに診療記録を作成するとともに，医師または歯科医師に報告する。

2) サービス提供時の管理

(1) 在宅栄養支援（栄養ケア）のマネジメント

栄養ケアプロセスは，対象者の栄養を管理するだけではなく，実施する在宅訪問栄養食事指導の質そのものを管理するものです。漠然と訪問を続けることがないよう，長期プラン・短期プランの見直しを定期的に行い，アウトカムを評価していきます。

具体的には，適切な居宅サービス提供ができているかをチェックするリストを作成し，定期的にチェックしていきます（表5-8）。

(2) 関連職種との連携

栄養ケアプロセス・介護保険サービスにおいては，多職種協働により支援を行います。栄養ケアの内容については，主治医や関連職種の意見や助言を求め，栄養ケア計画書を作成します。また，サービス担当者会議へ出席することや必要に応じてはサービス担当者会議の開催依頼も行い，作成した栄養ケア計画書は主治医・介護支援専門員・関連職種と共有します。

日常の居宅サービス提供においては，いつ，どこで，誰と，何を，どのように連携するのかは，マニュアルにとらわれることなく柔軟な対応をする必要があります。

居宅サービスでは，対象者が主体です。常に対象者を中心に置いて管理栄養士の支援で求められることを考え，関連職種と連携して支援します。

表5−8　事業所における運営ならびにサービス提供管理チェックリスト

	項　目	チェックポイント	該当条文
事業所の管理	設　備	☐ 事業所は病院または診療所であって，都道府県の指定を受けていますか ☐ 事業の運営に必要な広さの専用の区画がありますか ☐ 必要な設備および備品等が備えられていますか	運）第86条
	衛生管理	☐ 従業者の清潔の保持および健康状態について，必要な管理をしていますか ☐ 事業所の設備および備品等について衛生的な管理に努めていますか	運）第31条準用
	従業者	☐ 管理栄養士が適当数配置されていますか ☐ 管理栄養士は居宅療養管理事業所と雇用契約等を交わした従業者ですか ☐ 資質向上のために研修の機会を確保していますか	運）第85条 運）第30条準用
	運営規程	☐ 運営規程を定めていますか 　事業の目的および運営の方針／従業者の職種，員数，職務内容／営業日および営業時間／居宅療養管理指導の種類および利用料等／その他運営に関する重要事項	運）第90条
		☐ 事業所の見やすいところに運営規程の概要等を掲示していますか	運）第32条準用
	苦情処理	☐ 苦情に迅速かつ適切に対応するために，苦情の受付窓口の設置など必要な措置を講じていますか ☐ 苦情を受け付けた場合には，その内容等を記録していますか ☐ 苦情に関して市区町村が行う物件の求め，その他調査等に協力していますか ☐ 市区町村から指導または助言を受けた場合には，必要な改善を行っていますか ☐ 苦情に関して国民健康保険団体連合会（国保連）が行う調査に協力していますか ☐ 国保連が行う調査に協力していますか ☐ 国保連から指導または助言を受けた場合には，必要な改善を行っていますか	運）第36条準用
	事故発生時の対応	☐ 居宅サービス提供による事故発生時には，居宅介護支援事業者に連絡を行うとともに，必要な措置を講じていますか ☐ 賠償すべき事故の場合には，速やかに損害賠償に応じていますか	運）第37条準用
	記録の整備	☐ 従業者，設備，備品および会計に関する諸記録を整備していますか ☐ 療養者から寄せられた苦情の内容等の記録を整備していますか ☐ 居宅サービス提供による事故の状況および事故に際してとった処置についての記録を整備していますか ☐ 居宅サービス提供に関する記録は，完結の日から2年間保存していますか	運）第90条の2
開始時の管理	居宅サービス提供	☐ 正当な理由なく居宅サービスの提供を拒んでいませんか ☐ 居宅サービスの提供が困難な場合に，速やかに必要な措置を講じていますか	運）第9条準用 運）第10条準用
	利用対象者　受給資格等の確認等	☐ 被保険者証によって要介護認定等の確認を行っていますか ☐ 認定審査会意見に配慮して居宅サービスの提供を行っていますか ☐ 居宅サービス提供の開始時に要介護認定等を受けていない場合には，申請が行われるように必要な援助を行っていますか	運）第11条準用 運）第12条準用
	居宅サービス対象者	☐ 居宅で療養を行っており，通院や通所による療養や栄養ケアが困難な療養者ですか ☐ その療養者に対して，主治医が「特別食を必要とする」または「低栄養状態にある」と判断していますか	算）別表5-ハ 解通6-(3)-①
	手続きの説明および契約の締結	☐ 重要事項説明書を交付して，懇切丁寧に説明をしていますか ☐ 居宅サービス提供の開始について同意を得ていますか ☐ 居宅サービス提供の同意は契約書によって確認していますか	運）第8条準用

項　目		チェックポイント	該当条文
サービス提供の管理	栄養ケア・マネジメントのプロセス		
	主治医との連携	☐ 主治医の指示に基づいていますか	運）第88条
		☐ 栄養ケア計画の作成および見直しにあたっては，主治医と連携していますか	算）別表5-ハ
		☐ 主治医は指示内容の要点の記載と栄養ケア計画書を保存していますか	解通6-(3)-③
		☐ 主治医に提供した内容を報告していますか	
	スクリーニング	☐ 低栄養状態のリスクを把握していますか	算）解通6-(3)-④
	アセスメント	☐ 栄養スクリーニングの結果を踏まえ，療養者の解決すべき課題を把握していますか	算）解通6-(3)-④
	栄養ケア計画	☐ 栄養アセスメントを踏まえ，他の職種と共同して栄養ケア計画を作成していますか	算）別表5-ハ 解通6-(3)-④
		☐ 対象者ごとに栄養補給に関する事項，栄養食事相談に関する事項，解決すべき事項に対して関連する職種が共同して取り組むべき事項等を記載した栄養ケア計画を作成していますか	
		☐ 摂食・嚥下機能および食形態にも配慮していますか	
		☐ 栄養ケア計画について，対象者またはその家族（介護者）に説明し，同意を得ていますか	
		☐ 栄養ケア計画は栄養ケア提供記録に添付することなどによって保存していますか	
		☐ 栄養ケア計画に実施上の問題があれば，直ちに計画を修正していますか	
	実　施	☐ 対象者の居宅を訪問して行っていますか	算）解通6-(3)-④
		☐ 栄養ケア計画に基づいた情報提供および栄養食事相談，または助言をしていますか	
		☐ 理解しやすいように指導または説明を行っていますか	運）第88条
	連　携	☐ ケアプラン（居宅サービス計画）に沿った居宅サービス提供をしていますか	運）第16条準用
		☐ 居宅介護支援事業者，その他保健医療サービスまたは福祉サービスを提供する者との密接な連携に努めていますか	運）第64条準用
		☐ 日頃から他のサービス提供事業者や提供状況を把握するように努めていますか	算）解通6-(3)-④
		☐ 他のサービス等において食生活に関する配慮等が必要な場合は，介護支援専門員に対して情報提供を行っていますか	
	居宅サービス提供の記録	☐ 対象者に対する居宅サービス提供に関する記録（提供日，具体的なサービス内容，心身状況等）を速やかに作成していますか	運）第88条 運）第19条準用
		☐ 居宅療養管理指導を実施した日，内容，その他必要な事項を，居宅サービス計画書の書面またはサービス利用票等に記載していますか	算）解通6-(3)-④
		☐ 対象者から申し出があった場合には，居宅サービス提供に関する情報を文書等で提供していますか	
	モニタリング	☐ 定期的に生活機能の状況を検討していますか	算）解通6-(3)-④
		☐ 定期的に栄養状態のモニタリングを行っていますか	
		☐ モニタリングの結果を主治医に報告していますか	
	評　価	☐ おおむね3か月を目途として，低栄養状態のリスクについて栄養スクリーニングを実施していますか	算）解通6-(3)-④
		☐ 主治医の指示のもとに関連職種と共同して栄養ケア計画の見直しを行っていますか	
		☐ 対象者またはその家族（介護者）に対して適切な指導を行っていますか	運）第64条
	居宅サービス終了時	☐ 主治医および居宅介護支援事業者に対する情報提供をしていますか	
		☐ 保健医療サービスまたは福祉サービスを提供する者との密接な連携に努めていますか	

項　目		チェックポイント	該当条文
サービス提供の管理	居宅サービスの評価	☐ 計画的に居宅サービスを提供していますか	運）第84条
		☐ 対象者の要介護状態の軽減もしくは悪化の防止または要介護状態となることの予防につながる居宅サービス提供になっていますか	運）第88条
		☐ 対象者の心身機能の維持回復を図り，日常生活の自立につながる居宅サービス提供になっていますか	
		☐ 常に病状，心身状況およびその置かれている環境の的確な把握に努め，適切な居宅サービスを提供していますか	
		☐ 可能な限り居宅において，能力に応じ自立した日常生活を営むことができるようにしていますか	
		☐ 心身状況，置かれている環境等を把握して，それを踏まえて療養上の管理および指導をしていますか	
		☐ 療養生活の質の向上を図るものになっていますか	
		☐ 居宅サービスの質の評価を行っていますか	
		☐ 常に居宅サービスの改善を図っていますか	
	秘密保持等	☐ 業務上知り得た対象者またはその家族の秘密の保持に努めていますか	運）第33条準用
		☐ 従業者が退職後にも秘密を保持すべき旨を，雇用時等に取り決めていますか	
		☐ 対象者またはその家族の個人情報を用いる場合は，あらかじめ文書で同意を得ていますか	
	身分を証する書類の携行	☐ 身分を明らかにする証書や名札等を携行していますか	運）第18条準用
		☐ 求めがあったときには提示していますか	
		＊記載すべき事項：居宅サービス事業所の名称／従業者の氏名／職種／写真	
その他の管理	要介護認定の申請にかかる援助	☐ 居宅サービス提供の開始時に要介護認定等を受けていない場合には，申請が行われるように必要な援助を行っていますか	運）第12条準用
	対象者に関する市区町村への通知	☐ 対象者が次に該当する場合に，遅延なく意見を付して市区町村に通知していますか	運）第26条準用
		＊正当な理由なしに居宅療養管理指導の利用に関する指示に従わないことにより，要介護状態等の程度を増進させたと認められた場合	
		＊不正な行為によって保険給付を受け，または受けようとしたとき	
	居宅介護支援事業者に対する利益供与の禁止	☐ 居宅介護支援事業者に対して金品その他財産上の利益を供与していませんか	運）第36条準用

運）＝指定居宅サービス等の事業の人員・設備及び運営に開する基準
算）＝指定居宅サービスに要する費用の額の算定に関する基準

資　料

1．栄養診断コード　*146*

2．栄養スクリーニングツール
- 高齢者のための栄養チェックリスト（DETERMINE）　*149*
- 主観的包括的アセスメント（SGA）　*149*
- 簡易栄養状態評価表（MNA-SF）　*150*
- 成長曲線（0〜17.5歳）　*151*
- 成人のための栄養スクリーニングツール（MUST）　*151*

3．身体活動の評価ツール
ADL：日常生活動作
- バーセルインデックス（BI）　*152*
- カッツインデックス（Katz Index）　*153*
IADL：手段的日常生活動作
- Lawton の尺度（高齢者専用）　*154*
- 老研式活動能力指標（高次の生活機能評価）　*155*
- JST 版活動能力指標　*155*

4．要支援・介護者の日常生活自立度の評価カテゴリー
- 障害高齢者の日常生活自立度（寝たきり度）判定基準　*156*
- 認知症高齢者の日常生活自立度判定基準　*156*

5．褥瘡・認知症の評価ツール
- ブレーデンスケール　*157*
- DESIGN-R®2020 褥瘡経過評価用　*158*
- 長谷川式認知症スケール（HDS-R）　*159*
- 精神状態短時間検査　改訂日本版（MMSE-J）　*159*

1. 栄養診断コード

NI　摂取量 (nutrition intake)

経口摂取や栄養補給法を通して摂取する、エネルギー、エネルギー・栄養素・液体・生物活性物質に関わることからと定義される。

[NI-1 エネルギー出納]

実測または推定エネルギー出納の変動と定義される。

- NI-1.1 エネルギー消費量の亢進 (Increased energy expenditure)
- NI-1.2 エネルギー摂取量不足 (Inadequate energy intake)
- NI-1.3 エネルギー摂取量過剰 (Excessive energy intake)
- NI-1.4 エネルギー摂取量不足の予測 (Predicted suboptimal energy intake)
- NI-1.5 エネルギー摂取量過剰の予測 (Predicted excessive energy intake)

[NI-2 経口・経腸・静脈栄養補給]

患者・クライエントの摂取目標量と比較した実測または推定経口・非経口栄養補給量と定義される。

- NI-2.1 経口摂取量不足 (Inadequate oral intake)
- NI-2.2 経口摂取量過剰 (Excessive oral intake)
- NI-2.3 経腸栄養量不足 (Inadequate enteral nutrition infusion)
- NI-2.4 経腸栄養量過剰 (Excessive enteral nutrition infusion)
- NI-2.5 最適でない経腸栄養法 (Less than optimal enteral nutrition composition or modality)
- NI-2.6 静脈栄養量不足 (Inadequate parenteral nutrition infusion)
- NI-2.7 静脈栄養量過剰 (Excessive parenteral nutrition infusion)
- NI-2.8 最適でない静脈栄養法 (Less than optimal parenteral nutrition composition or modality)
- NI-2.9 限られた食物摂取 (Limited food acceptance)

[NI-3 水分摂取]

患者・クライエントの摂取目標量と比較した、実測または推定水分摂取量と定義される。

- NI-3.1 水分摂取量不足 (Inadequate fluid intake)
- NI-3.2 水分摂取量過剰 (Excessive fluid intake)

[NI-4 生物活性物質]

単一または複数の機能的食物成分、含有物、栄養補助食品、アルコールを含む生物活性物質の実測または推定摂取量と定義される。

- NI-4.1 生物活性物質摂取量不足 (Inadequate bioactive substance intake)
- NI-4.2 生物活性物質摂取量過剰 (Excessive bioactive substance intake)
- NI-4.3 アルコール摂取量過剰 (Excessive alcohol intake)

[NI-5 栄養素]

適切量と比較した、ある栄養素群または単一栄養素の実測あるいは推定摂取量と定義される。

- NI-5.1 栄養素必要量の増大 (Increased nutrient needs)
- NI-5.2 栄養失調 (Malnutrition)
- NI-5.3 たんぱく質・エネルギー摂取量不足 (Inadequate protein-energy intake)
- NI-5.4 栄養素必要量の減少 (Decreased nutrient needs)
- NI-5.5 栄養素摂取のインバランス (Imbalance of nutrients)

<NI-5.6 脂質とコレステロール>

- NI-5.6.1 脂質摂取量不足 (Inadequate fat intake)
- NI-5.6.2 脂質摂取量過剰 (Excessive fat intake)
- NI-5.6.3 脂質の不適切な摂取 (Inappropriate intake of fats)

<NI-5.7 たんぱく質>

- NI-5.7.1 たんぱく質摂取量不足 (Inadequate protein intake)
- NI-5.7.2 たんぱく質摂取量過剰 (Excessive protein intake)
- NI-5.7.3 たんぱく質やアミノ酸の不適切な摂取 (Inappropriate intake of protein or amino acids)

<NI-5.8 炭水化物と食物繊維>

- NI-5.8.1 炭水化物摂取量不足 (Inadequate carbohydrate intake)
- NI-5.8.2 炭水化物摂取量過剰 (Excessive carbohydrate intake)
- NI-5.8.3 炭水化物の不適切な摂取 (Inappropriate intake of types of carbohydrate)
- NI-5.8.4 不規則な炭水化物摂取 (Inconsistent carbohydrate intake)
- NI-5.8.5 食物繊維摂取量不足 (Inadequate fiber intake)
- NI-5.8.6 食物繊維摂取量過剰 (Excessive fiber intake)

<NI-5.9 ビタミン>

- NI-5.9.1 ビタミン摂取量不足 (Inadequate vitamin intake)
  - NI-5.9.1.1 ビタミンA摂取量不足
  - NI-5.9.1.2 ビタミンC摂取量不足
  - NI-5.9.1.3 ビタミンD摂取量不足
  - NI-5.9.1.4 ビタミンE摂取量不足
  - NI-5.9.1.5 ビタミンK摂取量不足
  - NI-5.9.1.6 チアミン（ビタミン B_1）摂取量不足

NI-5.9.1.7 リボフラビン（ビタミン B₂）摂取量不足
NI-5.9.1.8 ナイアシン摂取量不足
NI-5.9.1.9 葉酸摂取量不足
NI-5.9.1.10 ビタミン B₆ 摂取量不足
NI-5.9.1.11 ビタミン B₁₂ 摂取量不足
NI-5.9.1.12 パントテン酸摂取量不足
NI-5.9.1.13 ビオチン摂取量不足
NI-5.9.1.14 その他のビタミン摂取量不足
NI-5.9.2 ビタミン摂取量過剰（Excessive vitamin intake）
NI-5.9.2.1 ビタミン A 摂取量過剰
NI-5.9.2.2 ビタミン C 摂取量過剰
NI-5.9.2.3 ビタミン D 摂取量過剰
NI-5.9.2.4 ビタミン E 摂取量過剰
NI-5.9.2.5 ビタミン K 摂取量過剰
NI-5.9.2.6 チアミン（ビタミン B₁）摂取量過剰
NI-5.9.2.7 リボフラビン（ビタミン B₂）摂取量過剰
NI-5.9.2.8 ナイアシン摂取量過剰
NI-5.9.2.9 葉酸摂取量過剰
NI-5.9.2.10 ビタミン B₆ 摂取量過剰
NI-5.9.2.11 ビタミン B₁₂ 摂取量過剰
NI-5.9.2.12 パントテン酸摂取量過剰
NI-5.9.2.13 ビオチン摂取量過剰
NI-5.9.2.14 その他のビタミン摂取量過剰

< NI-5.10　ミネラル>
NI-5.10.1 ミネラル摂取量不足（Inadequate mineral intake）
NI-5.10.1.1 カルシウム摂取量不足
NI-5.10.1.2 クロール摂取量不足
NI-5.10.1.3 鉄摂取量不足
NI-5.10.1.4 マグネシウム摂取量不足
NI-5.10.1.5 カリウム摂取量不足
NI-5.10.1.6 リン摂取量不足
NI-5.10.1.7 ナトリウム（食塩）摂取量不足
NI-5.10.1.8 亜鉛摂取量不足
NI-5.10.1.9 硫酸塩摂取量不足
NI-5.10.1.10 フッ化物摂取量不足
NI-5.10.1.11 銅摂取量不足

NI-5.10.1.12 ヨウ素摂取量不足
NI-5.10.1.13 セレン摂取量不足
NI-5.10.1.14 マンガン摂取量不足
NI-5.10.1.15 クロム摂取量不足
NI-5.10.1.16 モリブデン摂取量不足
NI-5.10.1.17 ホウ素摂取量不足
NI-5.10.1.18 コバルト摂取量不足
NI-5.10.1.19 その他のミネラル摂取量不足
NI-5.10.2 ミネラル摂取量過剰（Excessive mineral intake）
NI-5.10.2.1 カルシウム摂取量過剰
NI-5.10.2.2 クロール摂取量過剰
NI-5.10.2.3 鉄摂取量過剰
NI-5.10.2.4 マグネシウム摂取量過剰
NI-5.10.2.5 カリウム摂取量過剰
NI-5.10.2.6 リン摂取量過剰
NI-5.10.2.7 ナトリウム（食塩）摂取量過剰
NI-5.10.2.8 亜鉛摂取量過剰
NI-5.10.2.9 硫酸塩摂取量過剰
NI-5.10.2.10 フッ化物摂取量過剰
NI-5.10.2.11 銅摂取量過剰
NI-5.10.2.12 ヨウ素摂取量過剰
NI-5.10.2.13 セレン摂取量過剰
NI-5.10.2.14 マンガン摂取量過剰
NI-5.10.2.15 クロム摂取量過剰
NI-5.10.2.16 モリブデン摂取量過剰
NI-5.10.2.17 ホウ素摂取量過剰
NI-5.10.2.18 コバルト摂取量過剰
NI-5.10.2.19 その他のミネラル摂取量過剰

< NI-5.11　すべての栄養素>
NI-5.11.1 最適量に満たない栄養素摂取量の予測
（Predicted suboptimal nutrient intake）
NI-5.11.2 栄養素摂取量過剰の予測
（Predicted excessive nutrient intake）

NC　臨床栄養 (nutrition clinical)

医学的または身体的状況に関連する栄養問題と定義される。

[NC-1　機能的項目]

必要栄養素の摂取を阻害・妨害する身体的または機械的機能の変化と定義される。

NC-1.1 嚥下障害 (Swallowing difficulty)
NC-1.2 噛み砕き・咀嚼障害 (Biting/Chewing (masticatory) difficulty)
NC-1.3 授乳困難 (Breast feeding difficulty)
NC-1.4 消化機能異常 (Altered GI function)

[NC-2　生化学的項目]

治療薬や外科療法ある いは検査値の変化で示される代謝できる栄養の変化と定義される。

NC-2.1 栄養素代謝異常 (Impaired nutrient utilization)
NC-2.2 栄養関連の検査値異常 (Altered nutrition-related laboratory values)
NC-2.3 食物・薬剤の相互作用 (Food-medication interaction)
NC-2.4 食物・薬剤の相互作用の予測 (Predicted food-medication interaction)

[NC-3　体重]

通常体重または理想体重と比較した、継続した体重あるいは体重変化と定義される。

NC-3.1 低体重 (Underweight)
NC-3.2 意図しない体重減少 (Unintended weight loss)
NC-3.3 過体重・肥満 (Overweight/Obesity)
NC-3.4 意図しない体重増加 (Unintended weight gain)

NB　行動と生活環境 (nutrition behavioral/environmental)

知識、態度、信念 (主義)、物理的環境、食物の入手や食の安全に関連して認識される栄養所見・問題と定義される。

[NB-1　知識と信念]

関連して観察・記録された実際の知識と信念と定義される。

NB-1.1 食物・栄養関連の知識不足 (Food-and nutrition-related knowledge deficit)
NB-1.2 食物・栄養関連の話題に対する誤った信念 (主義)や態度 (使用上の注意)
　(Harmful beliefs/attitudes about food or nutrition-related topics (use with caution))
NB-1.3 食事・ライフスタイル改善への心理的準備不足
　(Not ready for diet/lifestyle change)
NB-1.4 セルフモニタリングの欠如 (Self-monitoring deficit)
NB-1.5 不規則な食事パターン（摂食障害：過食・拒食）(Disordered eating pattern)
NB-1.6 栄養関連の提言に対する遵守の限界
　(Limited adherence to nutrition-related recommendations)
NB-1.7 不適切な食物選択 (Undesirable food choices)

[NB-2　身体の活動と機能]

報告・観察・記録された身体活動・セルフケア・食生活の質などの実際の問題点と定義される。

NB-2.1 身体活動不足 (Physical inactivity)
NB-2.2 身体活動過多 (Excessive physical activity)
NB-2.3 セルフケアの管理能力や熱意の不足
　(Inability or lack of desire to manage self-care)
NB-2.4 食物や食事を準備する能力の障害 (Impaired ability to prepare foods/meals)
NB-2.5 栄養不良による生活の質 (QOL) (Poor nutrition quality of life)
NB-2.6 自発的摂食困難 (Self-feeding difficulty)

[NB-3　食の安全と入手]

食の安全や食物・水と栄養関連用品入手の現実問題と定義される。

NB-3.1 安全でない食物の摂取 (Intake of unsafe food)
NB-3.2 食物や水の供給の制約 (Limited access to food or water)
NB-3.3 栄養関連用品の入手困難 (Limited access to nutrition-related supplies)

NO　その他の栄養 (nutrition other)

摂取量、臨床または行動と生活環境の問題としては分類されない栄養学的所見と定義される。

[NO-1　その他の栄養]

摂取量、臨床または行動と生活環境の問題としては分類されない栄養学的所見と定義される。

NO-1.1 現時点では栄養問題なし (No nutrition diagnosis at this time)

栄養管理プロセス研究会監修　改訂新版栄養管理プロセス、第一出版、2022 より引用[2]

2．栄養スクリーニングツール

●高齢者のための栄養チェックリスト（DETERMINE）

【質問項目】		【評点】はい
D isease	・病気または体調不良によって，食べ物の種類や量が変わった。	2
E ating Poorly	・1日に多くても2食しか食事していない。	3
	・果物や野菜，乳製品をほとんど食べていない。	2
	・ビールやウイスキー類，ワインをほぼ毎日3杯以上飲んでいる。	2
T ooth Loss	・歯や口に，食事が困難になるような問題を抱えている。	2
E conomic Hardship	・節約するために，食事を減らしている。	4
R educed Social Contact	・ほとんど一人で食事している。	1
M ultiple Medicines	・1日に3種類以上の薬を飲んでいる。	1
I nvoluntary Weight Loss/Gain	・この6か月に5kgくらいの体重変動があった。	2
N eed Assistance in Self Care	・体が不自由なために自分で買い物，調理，食事ができないことがある。	1
E lder Years above Age 80	・あなたは80歳以上ですか？	1

合計点 | 0〜2 | 良好！ | 3〜5 | すこし危険 | 6以上 | 危険！！

●主観的包括的アセスメント（SGA：subjective global assessment）
　—日本静脈経腸栄養学会 NST プロジェクト—

1．Rough Screening　　明らかに栄養不良なしと判断した場合，2．Detailed Screening 以下は不要

　　・明らかに栄養不良無し　　　・栄養不良の可能性あり

2．Detailed Screening

a）病　歴
　1．体重の変化
　　通常の体重（　　）kg，現在の体重（　　）kg，増加・減少（　　）kg　いつから（　　　）
　2．食物摂取量の変化（通常との比較）
　　変化（無　有）いつから（　　）
　　現在食べられるもの（食べられない，水分のみ，流動食，おかゆ，並食）
　3．消化器症状
　　症状（無　有）嘔気　いつから（　　），嘔吐　いつから（　　），下痢　いつから（　　）
　4．機　能　性
　　機能障害（無　有）いつから（　　）
　　労　　働（せいぜい身の回りのこと，家事程度，肉体労働）
　　歩　　行（1人，援助：杖，歩行器，いざり歩き）
　　寝たきり　いつから（　　）
　　排　尿（トイレ，オムツ），　　　　排　便（トイレ，オムツ）
　5．疾患および疾患と栄養必要量との関係
　　基礎疾患（　　　　　　），既往歴（　　　　　　），内服・治療薬（　　　　），
　　熱（　　）℃，呼吸（整　頻），脈（整　頻），
　　代謝動態；ストレス（無，軽度，中等度，高度）
b）身体状態
　　体　　型　肥満，普通，るい痩（軽度　重度）
　　浮　　腫（無　有）部位（　　　　　），褥　瘡（無　有）部位（　　　　　）
　　脱　　水（無　有）

3．Judgment

A：栄養状態良好………栄養学的に問題ありません。

B：軽度の栄養不良……現在のところ NST 対象症例ではありません。但し，今後摂取カロリーの減少や感染，手術などの侵襲が加わったり，臓器障害等合併する場合には，C〜Dへの移行が考えられますので，注意が必要です。

C：中程度の栄養不良…NST 対象症例です。経過・病態に応じて栄養療法導入が必要です。Dに移行するリスクあり要注意です。

D：高度の栄養不良……NST 対象症例です。直ちに栄養療法が必要で，NST によるアセスメントが必要です。

●簡易栄養状態評価表（MNA-SF：mini nutritional assessment-short form）

【スクリーニング】	【評　点】
A　過去3か月間で食欲不振，消化器系の問題，咀嚼・嚥下困難等で食事量が減少しましたか？	0＝著しい食事量の減少 1＝中等度の食事量の減少 2＝食事量の減少なし
B　過去3か月で体重の減少がありましたか？	0＝3kg以上の減少 1＝わからない 2＝1〜3kgの減少 3＝体重減少なし
C　自力で歩けますか？	0＝寝たきりまたは車椅子を常時使用 1＝ベッドや車椅子を離れられるが，外出はできない 2＝自由に歩いて外出できる
D　過去3か月間で精神的ストレスや急性疾患を経験しましたか？	0＝はい 2＝いいえ
E　神経・精神的問題の有無	0＝強度認知症またはうつ状態 1＝中程度認知症 2＝精神的問題なし
F1　BMI：体重（kg）÷身長（m)^2	0＝BMIが19未満 1＝BMIが19以上21未満 2＝BMIが21以上23未満 3＝BMIが23以上
BMIが測定できない方は，F1の代わりにF2に回答してください。 BMIが測定できる方は，F1のみに回答し，F2には記入しないでください。	
F2　ふくらはぎの周囲長（cm）：CC	0＝31cm未満 3＝31cm以上

スクリーニング値小計（最大14ポイント）

12〜14ポイント：栄養状態良好，8〜11ポイント：低栄養のおそれあり，0〜7ポイント：低栄養

●成長曲線（0〜17.5歳）

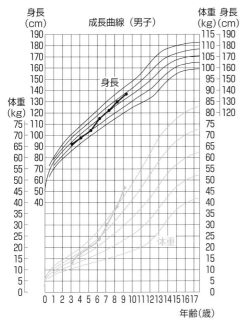

注）太い曲線は9歳の単純性肥満の例である。

（厚生労働省：「平成12年乳幼児身体発育調査報告書」
文部科学省：「平成12年度学校保健統計調査報告書」）

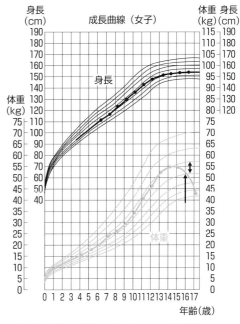

注）太い曲線は思春期やせ症の例で，14歳を過ぎたころから
体重の成長曲線が下向きになり始めている。矢印で示した
時点で小児科などに相談し適切な対応が必要である。

（日本小児科学会学校保健・心の問題委員会：『成長曲線から
みた摂食障害，ネグレクト，肥満の早期発見法について』，
http://www.jpeds.or.jp/pdf/seicyou_kyokusen.pdf(2010)）

●成人のための栄養スクリーニングツール

（MUST：Malnutrition Universal Screening Tool）

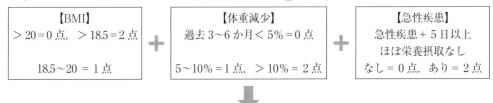

【BMI】
＞20＝0点，＞18.5＝2点

18.5〜20＝1点

＋

【体重減少】
過去3〜6か月＜5%＝0点

5〜10%＝1点，＞10%＝2点

＋

【急性疾患】
急性疾患＋5日以上
ほぼ栄養摂取なし
なし＝0点，あり＝2点

【合　計】
0点＝低リスク　　1点＝中リスク　　2点以上＝高リスク

【栄養管理のガイドライン】
低リスク：標準的患者管理（Routine clinical care）
中リスク＝経過観察（Observe）
高リスク：栄養士あるいはNSTによる積極的介入（Treat）

3．身体活動の評価ツール

【ADL：日常生活動作】

●バーセルインデックス（BI：Barthel Index）

ADL の評価にあたり，食事，車椅子からベッドへの移動，整容，トイレ動作，入浴，歩行，階段昇降，着替え，排便コントロール，排尿コントロールの計 10 項目を 5 点刻みで点数化し，その合計点を 100 点満点として評価するもの。

項　目	点　数	判定基準
食　事	10 点	自立，手の届くところに食べ物を置けば，トレイあるいはテーブルから 1 人で摂食可能，必要なら介護器具をつけることができ，適切な時間内で食事が終わる
	5 点	食べ物を切る等，介助が必要
	0 点	全介助
移　乗	15 点	自立，車椅子で安全にベッドに近づき，ブレーキをかけ，フットレストを上げてベッドに移り，臥位になる。再び起きて車椅子を適切な位置に置いて，腰を掛ける動作がすべて自立
	10 点	どの段階かで，部分介助あるいは監視が必要
	5 点	座ることはできるが，移動は全介助
	0 点	全介助
整　容	5 点	自立（洗面，歯磨き，整髪，ひげそり）
	0 点	全介助
トイレ動作	10 点	自立，衣服の操作，後始末も含む。ポータブル便器を用いているときは，その洗浄までできる
	5 点	部分介助，体を支えたり，トイレットペーパーを用いることに介助
	0 点	全介助
入　浴	5 点	自立（浴槽につかる，シャワーを使う）
	0 点	全介助
歩　行	15 点	自立，45m 以上歩行可能，補装具の使用はかまわないが，車椅子，歩行器は不可
	10 点	介助や監視が必要であれば，45 m 平地歩行可
	5 点	歩行不能の場合，車椅子をうまく操作し，少なくとも 45 m は移動できる
	0 点	全介助
階段昇降	10 点	自立，手すり，杖などの使用はかまわない
	5 点	介助または監視を要する
	0 点	全介助
着替え	10 点	自立，靴・ファスナー，装具の着脱を含む
	5 点	部分介助を要するが，少なくとも半分以上の部分は自分でできる。適切な時間内にできる
	0 点	全介助
排便コントロール	10 点	失禁なし，浣腸，坐薬の取り扱いも可能
	5 点	時に失禁あり，浣腸，坐薬の取り扱いに介助を要する
	0 点	全介助
排尿コントロール	10 点	失禁なし
	5 点	時に失禁あり，収尿器の取り扱いに介助を要する場合も含む
	0 点	全介助

（厚生労働省：令和 3 年度介護報酬改定に向けて（自立支援・重度化防止の推進），2020）

●カッツインデックス（KI：Katz Index）

　日常生活活動における自立度インデックスは，入浴，更衣，トイレ，移乗，排尿・排便自制，食事における患者の機能自立または解除の評価にもとづくものである。機能的自立または介助の定義は，以下のインデックスに示される。

　A：食事，排尿・排便自制，移乗，トイレ，更衣および入浴において自立。
　B：上記の1つをのぞいてすべて自立。
　C：入浴および1つを除いてすべて自立。
　D：入浴，更衣および1つを除いてすべて自立。
　E：入浴，更衣，トイレおよび1つを除いてすべて自立。
　F：入浴，更衣，トイレ，移乗および1つを除いてすべて自立。
　G：6つの機能すべて介助。
　その他：2つ以上の機能が介助，ただしC，D，E，またはFに分類できないもの。

　'自立'とは下記の特記事項以外の監視，指導，介助のないことを意味する。これは実際に行われた状態であり，能力を指すものではない。動作の遂行を拒否する患者は，自分ではできると思っていても遂行されないとみなされる。

入浴（スポンジで洗う，シャワーを使う，または浴槽に入る）
　自立：背中や障害のある手足が1ヵ所だけ洗うための手助けが要るかまたは完全に1人で入浴可能な場合。
　介助：1ヵ所以外にも洗えないところがある；浴槽の出入りが1人でできない。
更衣
　自立：箪笥や引出しから衣類を出し，服や外套，装具を身に着ける；ファスナーを絞める；靴ひもを結ぶことは除外。
　介助：全部または一部更衣動作ができない。
トイレ
　自立：トイレに行く；便器に近づき，離れる；衣類を操作する；後始末する；（夜間だけはベッドで便器を使うこと可；自助具の使用は構わない。）
　介助：いつでもベッドで便器使用またはトイレの使用に介助が必要。

移動
　自立：自力でベッドに入り，ベッドから離れる；椅子に腰かけ，椅子から離れる（自助具の使用はかまわない）。
　介助：ベッドや椅子への移動が1つまたはそれ以上できない。
排尿・排便自制
　自立：排尿・排便操作が完全に自分でできる。
　介助：完全または不完全な失禁状態；浣腸，カテーテル，便器，尿器使用について部分的介助または管理・監視が必要。
食事
　自立：食物を皿からとり，口にいれる；（あらかじめ食物を切ったり，ほぐしたり，パンにバターをぬったりすることは評価にはいらない。）
　介助：上記の行為に介助が必要；一部または全部の摂食行為ができない。

【IADL；手段的日常生活動作】
● Lawton の尺度（高齢者専用）

項　目	採点	男性	女性
A　電話を使用する能力			
1．自分から電話をかける（電話帳を調べたり，ダイアル番号を回すなど）		1	1
2．2，3のよく知っている番号をかける		1	1
3．電話に出るが自分からかけることはない		1	1
4．全く電話を使用しない		0	0
B　買い物			
1．全ての買い物は自分で行う		1	1
2．小額の買い物は自分で行える		0	0
3．買い物に行くときはいつも付き添いが必要		0	0
4．全く買い物はできない		0	0
C　食事の準備			
1．適切な食事を自分で計画し準備し給仕する			1
2．材料が供与されれば適切な食事を準備する			0
3．準備された食事を温めて給仕する，あるいは食事を準備するが適切な食事内容を維持しない			0
4．食事の準備と給仕をしてもらう必要がある			0
D　家事			
1．家事を一人でこなす，あるいは時に手助けを要する（例：重労働など）			1
2．皿洗いやベッドの支度などの日常的仕事はできる			1
3．簡単な日常的仕事はできるが，妥当な清潔さの基準を保てない			1
4．全ての家事に手助けを必要とする			1
5．全ての家事にかかわらない			0
E　洗濯			1
1．自分の洗濯は完全に行う			1
2．ソックス，靴下のゆすぎなど簡単な洗濯をする			0
3．全て他人にしてもらわなければならない			
F　移送の形式			
1．自分で公的機関を利用して旅行したり自家用車を運転する		1	1
2．タクシーを利用して旅行するが，その他の公的輸送機関は利用しない		1	1
3．付き添いがいたり皆と一緒なら公的輸送機関で旅行する		1	1
4．付き添いか皆と一緒で，タクシーか自家用車に限り旅行する		0	0
5．まったく旅行しない		0	0
G　自分の服薬管理			
1．正しいときに正しい量の薬を飲むことに責任が持てる		1	1
2．あらかじめ薬が分けて準備されていれば飲むことができる		0	0
3．自分の薬を管理できない		0	0
H　財産取り扱い能力			
1．経済的問題を自分で管理して（予算，小切手書き，掛金支払い，銀行へ行く）一連の収入を得て，維持する		1	1
2．日々の小銭は管理するが，預金や大金などでは手助けを必要とする		1	1
3．金銭の取り扱いができない		0	0

「できる　1点」「できない　0点」　　　　　　　　　　　　　　　　（男性0〜5，女性0〜8点）

●老研式活動能力指標（高次の生活機能評価）

	質　問	1	0	1か0を記入
1	バスや電車を使って1人で外出できますか	はい	いいえ	
2	日用品の買い物ができますか	はい	いいえ	
3	自分で食事の用意ができますか	はい	いいえ	
4	請求書の支払いができますか	はい	いいえ	
5	銀行預金・郵便預金の出し入れが自分でできますか	はい	いいえ	
6	年金などの書類が書けますか	はい	いいえ	
7	新聞を読んでいますか	はい	いいえ	
8	本や雑誌を読んでいますか	はい	いいえ	
9	健康についての記事や番組に関心がありますか	はい	いいえ	
10	友だちの家を訪ねることがありますか	はい	いいえ	
11	家族や友だちの相談にのることがありますか	はい	いいえ	
12	病人を見舞うことができますか	はい	いいえ	
13	若い人に自分から話しかけることがありますか	はい	いいえ	
		合計得点		点

4点以下は、「IADL障害あり」とされる

● JST版活動能力指標

教示文：「次の質問に「はい」か「いいえ」でお答えください。」

新機器利用	（1）携帯電話を使うことができますか	1.　はい	2.　いいえ
	（2）ATMを使うことができますか	1.　はい	2.　いいえ
	（3）ビデオやDVDプレーヤーの操作ができますか	1.　はい	2.　いいえ
	（4）携帯電話のやパソコンのメールができますか	1.　はい	2.　いいえ
情報収集	（5）外国のニュースや出来事に関心がありますか	1.　はい	2.　いいえ
	（6）健康に関する情報の信ぴょう性について判断できますか	1.　はい	2.　いいえ
	（7）美術品，映画，音楽を鑑賞することがありますか	1.　はい	2.　いいえ
	（8）教育・教養番組を視聴していますか	1.　はい	2.　いいえ
生活マネジメント	（9）詐欺，ひったくり，空き巣等の被害にあわないように対策をしていますか	1.　はい	2.　いいえ
	（10）生活の中でちょっとした工夫をすることがありますか	1.　はい	2.　いいえ
	（11）病人の看病ができますか	1.　はい	2.　いいえ
	（12）孫や家族，知人の世話をしていますか	1.　はい	2.　いいえ
社会参加	（13）地域のお祭りや行事などに参加していますか	1.　はい	2.　いいえ
	（14）町内会・自治会で活動していますか	1.　はい	2.　いいえ
	（15）自治会やグループ活動の世話役や役職を引き受けることができますか	1.　はい	2.　いいえ
	（16）奉仕活動やボランティア活動をしてますか	1.　はい	2.　いいえ

「はい」1点，「いいえ」0点（合計16点満点。点数が高い程積極的に活動している。）

4．要支援・介護者の日常生活自立度の評価カテゴリー

●障害高齢者の日常生活自立度（寝たきり度）判定基準

生活自立	J	何らかの障害等を有するが，日常生活はほぼ自立しており独力で外出する。	1	交通機関等を利用して外出する。
			2	隣近所なら外出する。
準寝たきり	A	屋内での生活はおおむね自立しているが，介助なしには外出しない。	1	介助により外出し，日中はほとんどベッドから離れて生活する。
			2	外出の頻度が少なく，日中も寝たり起きたりの生活をしている。
寝たきり	B	屋内での生活は何らかの介助を要し，日中もベッド上での生活が主体であるが，座位を保つ。	1	車いすに移乗し，食事，排泄はベッドから離れて行う。
			2	介助により車いすに移乗する。
	C	1日中ベッド上で過ごし，排泄，食事，着替において介助を要する。	1	自力で寝返りをうつ。
			2	自力では寝返りもうたない。

●認知症高齢者の日常生活自立度判定基準

ランク	判断基準	見られる症状・行動の例	判断にあたっての留意事項
1	何らかの認知症を有するが，日常生活は家庭内および社会的にはほぼ自立している。		在宅生活が基本であり，一人暮らしも可能である。相談，指導等を実施することにより，症状の改善や進行の阻止を図る。
2	日常生活に支障を来たすような症状・行動や意思疎通の困難さが多少見られても，誰かが注意していれば自立できる。		在宅生活が基本であるが，一人暮らしは困難な場合もあるので，日中の在宅サービスを利用することにより，在宅生活の支援と症状の改善および進行の阻止を図る。
2a	家庭外で上記2の状態がみられる。	たびたび道に迷うとか，買物や事務，金銭管理などそれまでできたことにミスが目立つ等。	
2b	家庭内でも上記2の状態がみられる。	服薬管理ができない，電話の応対や訪問者との対応など一人で留守番ができない等。	
3	日常生活に支障を来たすような症状・行動や意思疎通の困難さが見られ，介護を必要とする。		日常生活に支障を来たすような行動や意思疎通の困難さがランク2より重度となり，介護が必要となる状態である。「ときどき」とはどのくらいの頻度を指すかについては，症状・行動の種類等により異なるので一概には決められないが，一時も目を離せない状態ではない。在宅生活が基本であるが，一人暮らしは困難であるので，夜間の利用も含めた居宅サービスを利用しこれらのサービスを組み合わせることによる在宅での対応を図る。
3a	日中を中心として上記3の状態が見られる。	着替え，食事，排便，排尿が上手にできない，時間がかかる。やたらに物を口に入れる，物を拾い集める，徘徊，失禁，大声・奇声をあげる，火の不始末，不潔行為，性的異常行為等。	
3b	夜間を中心として上記3の状態が見られる。	ランク3aに同じ	
4	日常生活に支障を来たすような症状・行動や意思疎通の困難さが頻繁に見られ，常に介護を必要とする。	ランク3に同じ	常に目を離すことができない状態である。症状・行動はランク3と同じであるが，頻度の違いにより区分される。家族の介護力等の在宅基盤の強弱により在宅サービスを利用しながら在宅生活を続けるか，または特別養護老人ホーム・老人保健施設等の施設サービスを利用するかを選択する。施設サービスを選択する場合には，施設の特徴を踏まえた選択を行う。
M	著しい精神症状や周辺症状あるいは重篤な身体疾患が見られ，専門医療を必要とする。	せん妄，妄想，興奮，自傷・他害等の精神症状や精神症状に起因する問題行動が継続する状態等	ランク1〜4と判定されていた高齢者が，精神病院や認知症専門棟を有する老人保健施設等での治療が必要となったり，重篤な身体疾患が見られ老人病院等での治療が必要となった状態である。専門医療機関を受診するよう勧める必要がある。

5．褥瘡・認知症の評価ツール

●ブレーデンスケール

患者氏名：	評価者氏名：			評価年月日：	
知覚の認知 圧迫による不快感に対して適切に対応できる能力	**1．全く知覚なし** 　痛みに対する反応（うめく，避ける，つかむ等）なし。この反応は，意識レベルの低下や鎮静による。 　あるいは，体のおおよそ全体にわたり痛覚の障害がある。	**2．重度の障害あり** 　痛みにのみ反応する。不快感を伝えるときには，うめくことや身の置き場なく動くことしかできない。 　あるいは，知覚障害があり，体の1/2以上にわたり痛みや不快感の感じ方が完全ではない。	**3．軽度の障害あり** 　呼びかけに反応する。しかし，不快感や体位変換のニードを伝えることが，いつもできるとは限らない。 　あるいは，いくぶん知覚障害があり，四肢の1,2本において痛みや不快感の感じ方が完全ではない部位がある。	**4．障害なし** 　呼びかけに反応する。知覚欠損はなく，痛みや不快感を訴えることができる。	
湿潤 皮膚が湿潤にさらされる程度	**1．常に湿っている** 　皮膚は汗や尿などのために，ほとんどいつも湿っている。患者を移動したり，体位変換するごとに湿気が認められる。	**2．たいてい湿っている** 　皮膚はいつもではないが，しばしば湿っている。各勤務時間中に少なくとも1回は寝衣寝具を交換しなければならない。	**3．時々湿っている** 　皮膚は時々湿っている。定期的な交換以外に，1日1回程度，寝衣寝具を追加して交換する必要がある。	**4．めったに湿っていない** 　皮膚は通常乾燥している。定期的に寝衣寝具を交換すればよい。	
活動性 行動の範囲	**1．臥床** 　寝たきりの状態である。	**2．座位可能** 　ほとんど，または全く歩けない。自力で体重を支えられなかったり，椅子や車椅子に座るときは，介助が必要であったりする。	**3．時々歩行可能** 　介助の有無にかかわらず，日中時々歩くが，非常に短い距離に限られる。各勤務時間中にほとんどの時間を床上で過ごす。	**4．歩行可能** 　起きている間は少なくとも1日2回は部屋の外を歩く。そして少なくとも2時間に1回は室内を歩く。	
可動性 体位を変えたり整えたりできる能力	**1．全く体動なし** 　介助なしでは，体幹または四肢を少しも動かさない。	**2．非常に限られる** 　時々体幹または四肢を少し動かす。しかし，しばしば自力で動かしたり，または有効な（圧迫を除去するような）体動はしない。	**3．やや限られる** 　少しの動きではあるが，しばしば自力で体幹または四肢を動かす。	**4．自由に体動する** 　介助なしで頻回にかつ適切な（体位を変えるような）体動をする。	
栄養状態 普段の食事摂取状況	**1．不良** 　決して全量摂取しない。めったに出された食事の1/3以上を食べない。蛋白質・乳製品は1日2皿（カップ）分以下の摂取である。水分摂取が不足している。消化態栄養剤（半消化態，経腸栄養剤）の補充はない。あるいは，絶食であったり，透明な流動食（お茶，ジュース等）なら摂取したりする。または，末梢点滴を5日間以上続けている。	**2．やや不良** 　めったに全量摂取しない。普段は出された食事の約1/2しか食べない。蛋白質・乳製品は1日3皿（カップ）分の摂取である。時々消化態栄養剤（半消化態，経腸栄養剤）を摂取することもある。あるいは，流動食や経管栄養を受けているが，その量は1日必要摂取量以下である。	**3．良好** 　たいていは1日3回以上食事をし，1食につき半分以上は食べる。蛋白質・乳製品は1日4皿（カップ）分摂取する。時々食事を拒否することもあるが，勧めれば通常補食する。あるいは，栄養的におおよそ整った経管栄養や高カロリー輸液を受けている．	**4．非常に良好** 　毎食おおよそ食べる。通常は蛋白質・乳製品を1日4皿（カップ）分以上摂取する。時々間食（おやつ）を食べる。補食する必要はない。	
摩擦とズレ	**1．問題あり** 　移動のためには，中等度から最大限の介助を要する。シーツでこすれず体を動かすことは不可能である。しばしば床上や椅子の上でずり落ち，全面介助で何度も元の位置に戻すことが必要となる。痙攣，拘縮，振戦は持続的に摩擦を引き起こす。	**2．潜在的に問題あり** 弱々しく動く。または最小限の介助が必要である。移動時皮膚は，ある程度シーツや椅子，抑制帯，補助具等にこすれている可能性がある。たいがいの時間は，椅子や床上で比較的よい体位を保つことができる。	**3．問題なし** 　自力で椅子や床上を動き，移動中十分に体を支える筋力を備えている。いつでも，椅子や床上でよい体位を保つことができる。		

Total

＊合計点は6～23点になる。合計点が低いほど高リスク。国内でのカットオフ値は14点。

●DESIGN-R® 2020 褥瘡経過評価用

					月　日	/	/	/	/	/	/

Depth*1　深さ　創内の一番深い部分で評価し，改善に伴い創底が浅くなった場合，これと相応の深さとして評価する

d	0	皮膚損傷・発赤なし	D	3	皮下組織までの損傷						
				4	皮下組織を超える損傷						
	1	持続する発赤		5	間接腔，体腔に至る損傷						
				DTI	深部損傷褥瘡（DTI）疑い*2						
	2	真皮までの損傷		U	壊死組織で覆われ深さの判定が不能						

Exudate　滲出液

e	0	なし	E	6	多量：1日2回以上のドレッシング交換を要する						
	1	少量：毎日のドレッシング交換を要しない									
	3	中等量：1日1回のドレッシング交換を要する									

Size　大きさ　皮膚損傷範囲を測定：[長径(cm)×短径*3(cm)]*4

s	0	皮膚損傷なし	S	15	100以上						
	3	4未満									
	6	4以上　16未満									
	8	16以上　36未満									
	9	36以上　64未満									
	12	64以上　100未満									

Inflammation/Infection　炎症／感染

i	0	局所の炎症徴候なし	I	3C*5	臨界的定着疑い（創面にぬめりがあり，滲出液が多い。肉芽があれば，浮腫性で脆弱など）						
	1	局所の炎症徴候あり（創周囲の発赤・腫脹・熱感・疼痛）		3*5	局所の明らかな感染徴候あり（炎症徴候，膿，悪臭など）						
				9	全身的影響あり（発熱など）						

Granulation　肉芽組織

g	0	創が治癒した場合，創の浅い場合，深部損傷褥瘡（DTI）疑いの場合	G	4	良性肉芽が創面の10%以上50%未満を占める						
	1	良性肉芽が創面の90%以上を占める		5	良性肉芽が創面の10%未満を占める						
	3	良性肉芽が創面の50%以上90%未満を占める		6	良性肉芽がまったく形成されていない						

Necrotic tissue　壊死組織　混在している場合は全体的に多い病態をもって評価する

| n | 0 | 壊死組織なし | N | 3 | 柔らかい壊死組織あり | | | | | | |
| | | | | 6 | 硬く厚い密着した壊死組織あり | | | | | | |

Pocket　ポケット　毎回同じ体位で，ポケット全周(潰瘍面も含め)[長径(cm)×短径*3(cm)]から潰瘍の大きさを差し引いたもの

p	0	ポケットなし	P	6	4未満						
				9	4未満以上16未満						
				12	16以上36未満						
				24	36以上						

部位 [仙骨部，坐骨部，大転子部，踵骨部，その他（　　　　　　　）]	合計*1						

＊1：深さ（Depth：d.D）の点数は合計には加えない
＊2：深部損傷褥瘡（DTI）疑いは，視診・触診・補助データ（発生経緯，画像診断等）から判断する
＊3："短径"とは"長径と直交する最大径"である
＊4：持続する発赤の場合も皮膚損傷に準じて評価する
＊5：「3C」あるいは「3」のいずれかを記載する。いずれの場合も点数は3点とする

© 日本褥瘡学会

●長谷川式認知症スケール（HDS-R）

認知項目	設　問	評価／点数
年　齢	①年齢はいくつですか。	±2年の誤差まで→1点
日付の見当識	②今日は何年ですか。何月ですか。 　何日ですか。何曜日ですか。	それぞれ正解ごとに →各1点（計4点）
場所の見当識	③私たちが今いるところはどこですか。 ※5秒後にヒント「家ですか？病院ですか？施設ですか？」	・自発的に正解→2点 ・ヒントで正解→1点
即時記憶	④これから言う3つの言葉を言ってください。 「桜・猫・電車」※答え終わったら「後でまた聞きますのでよく覚えておいてください」と伝える。	それぞれ正解ごとに →各1点（計3点）
計　算	⑤100から7を順番に引いてください。	・93が答えられた→1点 ・86が答えられた→2点
逆　唱	⑥私がこれからいう数字を逆から言ってください。 　「6-8-2」「3-5-2-9」	・「6-8-2」に正解→1点 ・「3-5-2-9」に正解→1点
遅延再生	⑦先ほど覚えてもらった言葉をもう一度言ってください。 ※ヒントを出す場合「植物・動物・乗り物」	・自発的に正解→各2点（計6点） ・ヒントで正解→各1点
視覚記憶	⑧これから5つの品物を見せます。 　それを隠しますので何があったか言ってください。 ※時計／鍵／たばこ／ペン／硬貨など必ず相互に無関係なもの。	それぞれ正解ごとに →各1点（計5点）
語想起 流暢性	⑨知っている野菜の名前をできるだけ多く言ってください。	・0～5個→0点 ・6個→1点 ・7個→2点 ・8個→3点 ・9個→4点 ・10個以上→5点

●精神状態短時間検査　改訂日本版（MMSE-J）

見当識	【時に関する見当識】「時」に関するいくつかの質問に答える。
	【場所に関する見当識】「場所」に関するいくつかの質問に答える。
記　銘	いくつかの単語を繰り返して言う。
注意と計算	【シリアル7課題】暗算で特定の条件の引き算をする。
	【逆唱課題】特定の単語を後ろから言う。
再　生	「記銘」で使用したいくつかの単語を言う。
呼　称	日常的にありふれた物品の名称を言う。
復　唱	教示された頻繁には使われることのない文を正確に繰り返す。
理　解	教示されたいくつかの命令を理解し実行する。
読　字	紙に書かれた文を理解し実行する。
書　字	筋が通った任意の文を書く。
描　画	提示された図形と同じ図形を書く。

■ 引用・参考文献 ■

■序　章■

1）社会福祉法制研究会編集：わかりやすい社会福祉法の手引，新日本法規出版，2018.

・厚生労働省：平成 30 年版 厚生労働白書.

・内閣府：平成 30 年版 障害者白書.

・内閣府：平成 30 年版 高齢社会白書.

・牧里毎治・野口定久・河合克義編：〔これからの社会福祉〕第 6 巻 地域福祉，有斐閣，1997.

・新・社会福祉学習双書編集委員会編：〔新・社会福祉学習双書〕第 6 巻 障害者福祉論，全国社会福祉協議会，1998.

■第 1 章■

1）厚生労働省：「地域共生化社会」の実現に向けて.
https://www.mhlw.go.jp/stf/seisakunitsuite/bunya/0000184346.html

2）厚生労働省：地域包括ケアシステム.
https://www.mhlw.go.jp/stf/seisakunitsuite/bunya/hukushi_kaigo/kaigo_koureisha/chiiki-houkatsu/

3）公益社団法人日本栄養士会：栄養ケア・ステーションの概要.
http://www.dietitian.or.jp/about/concept/care/

4）厚生労働省：〔令和元年度都道府県等栄養施策担当者会議資料〕地域高齢者の共食の場における「健康支援型配食サービス」の活用イメージ.
https://www.mhlw.go.jp/content/10900000/000525000.pdf

5）松田朗ほか：〔厚生省老人保健事業推進等補助金〕高齢者の栄養管理サービスに関する研究報告書，1997.

6）厚生労働省：2018 年度診療報酬改定・介護報酬改定（栄養関係）について.
https://www.mhlw.go.jp/content/10904750/000340975.pdf

7）公益社団法人日本栄養士会医療事業部：平成 28 年度全国栄養部門実態調査報告書，2016.

■第 3 章■

1）片桐義範：栄養ケアプロセス（NCP）の活用〔連載第 2 回〕栄養診断の考え方，日本栄養士会雑誌，59（5），pp.15-18，2016.

2）栄養管理プロセス研究会監修，木戸康博・中村丁次・寺本房子編：改訂新版栄養管理プロセス，第一出版，2022.

・公益社団法人日本栄養士会監訳：国際標準化のための栄養ケアプロセス用語マニュアル，第一出版，2012.

＊より詳細な情報については，Abridged Nutrition Care Process Terminology（NCPT）Reference Manual：Standardized Terminology for the Nutrition Care Process. を参照（要約版 栄養管理プロセス用語（NCPT）参照マニュアル：栄養管理プロセスの標準用語集）。

■第 4 章■

2.1）肢体不自由

1）樋口幸治・佐久間肇他：厚生労働科学研究費補助金障害保健福祉総合研究事業「脊髄損傷者の生活習慣病・二次的障害予防のための適切な運動処方・生活指導に関する研究」平成 17 ～ 19 年度総合研究報告，pp.2-3，2008.

2）水口正人：脊髄損傷者における BMI 値の評価，日本脊髄障害医学会雑誌，19（1），pp.226-227，2006.

3）内山久子・角田伸代他：脊髄損傷者の栄養・食事計画における安静時代謝量測定意義の検討，栄養学雑誌 Vol53 No10，pp.19-26，2010.

4）Merritt R：The A.S.P.N. Nutrition Support Practice Manual, 2nded., A.S.P.E.N., 2005.

・NPO 法人日本せきずい基金：脊損ヘルスケア・Q&A 編，2006.

・NPO 法人日本せきずい基金：脊損慢性期マネジメントガイド，2010.

・NPO 法人日本せきずい基金：脊髄損傷者のウェルビーイング―QOL の向上のために―，2013.

2.2) 視覚障害

1) キャロル，T.J., 松本修二・樋口正純訳：失明，日本盲人福祉委員会，1997.

2) 内閣府：平成 18 年版 障害者白書.

3) 上田　敏：〔障害者問題双書〕リハビリテーションを考える―障害者の全人的復権―，青木書店，1983.

4) 矢田部あつこ：中途視覚障害者の身体活動量とその関連要因，国リハ業績発表会抄録 HP，2015.

2.3) 重症心身障害児

1) 西本裕紀子・惠谷ゆり・麻原明美ほか：脳性麻痺児における至適投与熱量設定のための体格と安静時エネルギー消費量についての研究，日静脈経腸栄養会誌，32（3），pp.1162-67，2017.

2) 口分田政夫・永江彰子：重症心身障害児の栄養管理，日静脈経腸栄養会誌，27（5），pp.1175-1182，2012.

3) 西本裕紀子・惠谷ゆり・加嶋倫子ほか：ベースライスを用いた新規胃瘻注入用ミキサー食の物性に関する基礎的研究，日静脈経腸栄養会誌，33（4），pp.1057-53，2018.

4) 西本裕紀子・惠谷ゆり・加嶋倫子ほか：ベースライスを用いた新規胃瘻注入用ミキサー食の重症心身障がい児（者）における臨床的有用性の検討，日静脈経腸栄養会誌，33（1），pp.647-53，2018.

・惠谷ゆり：「経腸栄養」，小児臨床栄養学〔改訂第 2 版〕，診断と治療社，pp.376-80，2018.

・曹 英樹：「PEG/ 胃瘻と経腸栄養」，小児臨床栄養学〔改訂第 2 版〕，診断と治療社，pp.381-84，2018.

・西本裕紀子：「ベースライス法ミキサー食の導入」，おかあさんのレシピから学ぶ医療的ケア児のミキサー食，南山堂，pp.72-74，2018.

・羽鳥麗子，櫻井隆司：「重症心身障がい児」，小児臨床栄養学〔改訂第 2 版〕，診断と治療社，pp.308-18，2018.

4.2) 慢性閉塞性肺疾患：COPD

1) Troosters T, Molten T, Polkey M：Improving physical activity in COPD：Towards a new paradigm. Respir Resarch；14：115-123, 2013.

2) 米国胸部医師会，米国心血管・呼吸リハビリ協会（ACCP/AACVPR），1997.

5.2) 慢性腎臓病：CKD

1) 日本腎臓学会編：CKD 診療ガイド，東京医学社，2012.

2) Fouque D, Kalantar-Zadeh K, Kopple J, et al.：A proposed nomenclature and diagnostic criteria for protein-energy wasting in acute and chronic kidney disease. Kidney Int 2008；73：391-98.

3) Noori N, Sims JJ, Kopple JD, et al.：Organic and inorganic dietary phosphorus and its management in chronic kidney disease. Iran J Kidney Dis, 2010；4（2）：89-100.

6. 人生の最終段階

1) 厚生労働省：人生の最終段階における医療・ケアの決定プロセスに関するガイドライン，（改訂）2018.

2) 江頭文江・栢下淳：訪問栄養指導における摂食・嚥下障害者の現状と転帰，日本栄養士会雑誌　Vol.52，NO.10，pp.21-30，2009.

3) 厚生労働省：令和 3 年 人口動態統計年報　主要統計表より.

■第 5 章■

・全国在宅訪問栄養食事指導研究会編集：在宅での栄養ケアのすすめかた―訪問栄養食事指導実践の手引き―，日本医療企画，2008.

■ さ く い ん ■

■ A〜Z ■

AA ··· 69
ACP ·· 100
AD ·· 30, 80
ADHD ·· 66
ADL ·· 31
Alb ··· 30, 72
BEE ·· 62
BMI ·· 33
CAPD ··· 90
CC ·· 30
CH ·· 31
CKD ·· 90
CKD-MBD ·· 90
COPD ··· 77
CVD ··· 90
DESIGN-R ·· 32, 158
DETERMINE ······································ 29, 149
DLB ··· 80
DSM ··· 66
eGFR ·· 90
ESKD ··· 90
etiology ·· 35
Ex) ··· 36
FH ·· 30
FIM ··· 31
FTLD ·· 80
GPS ··· 84
HD ·· 90
IADL ·· 31
ICD ··· 66
ICF ·· 3
ICT ·· 9
LD ·· 66
MCS ··· 9
MMSE-J ··· 32, 159
MNA-SF ··· 29, 71, 150
MR ·· 66
MUST ··· 29, 151
Mx) ··· 36
NB ·· 35
NC ·· 35
NCM ··· 4
NCP ··· 28
NI ·· 35

NO ·· 35
NST ··· 11
PD ·· 30, 90
PDD ··· 66
PEW ··· 90
PNI ··· 76
POS ··· 41
problem ··· 36
REE ··· 62
Rx) ··· 36
SGA ··· 29, 71, 149
sign ··· 35
symptoms ·· 35
TNF ··· 76
TP ·· 72
VaD ··· 80

■ あ ■

亜鉛欠乏 ··· 72
アドバンス・ケア・プランニング ············· 100
アドヒアランス ·· 97
アルコール依存症 ······································ 69
アルコール性ケトアシドーシス ··············· 70
アルツハイマー型認知症 ··························· 80

■ い ■

医師会立栄養 CS ······································ 9
異食行為 ··· 67
一次判定 ··· 21, 24
イネイブル ·· 70
依頼 ··· 123
医療介護総合確保推進法 ··························· 6
医療型栄養 CS ·· 9
医療的ケア児 ····································· 59, 65
医療保険制度 ·· 26
インテーク面接 ······································ 127

■ う ■

運営規定 ··· 140

■ え ■

栄養アセスメント ····································· 29
栄養介入 ··· 36
栄養情報提供書 ·· 16
栄養教育計画 ·· 36
栄養ケア記録 ·· 40
栄養ケア計画 ·· 19
栄養ケア・ステーション（栄養 CS） ··········· 8
栄養ケアプロセス ····································· 28

栄養ケア・マネジマント ……………………… 4
栄養剤 ……………………………………… 62
栄養サポートチーム ……………………… 11
栄養状態の判定 …………………………… 35
栄養情報提供書 …………………………… 30
栄養診断 …………………………………… 35
栄養診断コード …………………………… 146
栄養診断名 ………………………………… 29
栄養スクリーニング ……………………… 29
栄養素等摂取量 …………………………… 35
栄養治療計画 ……………………………… 36
栄養に関連した行動と生活環境 ………… 35
栄養に焦点をあてた身体所見 …………… 30
栄養マネジメント強化加算 ……………… 12
栄養モニタリング ………………………… 37
エネルギー必要量 ………………………… 34

■ お ■

大島分類 …………………………………… 59
オーラルフレイル ………………………… 45

■ か ■

介護医療院 ………………………………… 18
介護支援専門員 …………………………… 21
概況調査 …………………………………… 23
介護給付 …………………………………… 18
介護認定審査会 …………………………… 23
介護保険給付 ……………………………… 18
介護保険施設 ……………………………… 18
介護保険制度 …………………………… 2, 17
介護予防 …………………………………… 6
介護予防ケアマネジメント ……………… 21
介護療養型医療施設 ……………………… 19
介護老人保健施設 ………………………… 18
回診 ………………………………………… 12
回復体位 …………………………………… 135
学習障害 …………………………………… 66
カッツインデックス …………………… 31, 153
がん悪液質 ………………………………… 84
簡易栄養状態評価表 …………………… 71, 150
環境因子 …………………………………… 3
感染症予防チーム ………………………… 12
カンファレンス …………………………… 12

■ き ■

危機管理 …………………………………… 134
気道確保 …………………………………… 135
機能的自立度評価法 ……………………… 31
基本チェックリスト ……………………… 21
基本調査 …………………………………… 23
共助 …………………………………… 7, 10
共生社会 …………………………………… 1
居宅サービス ……………………………… 24

居宅サービス計画書 ……………………… 118
居宅療養管理指導 …………………… 17, 18, 118
居宅療養管理指導契約書 ………………… 129
筋力 ………………………………………… 30

■ く ■

グリーフケア ……………………………… 102
クロックポジション ……………………… 58

■ け ■

ケアマネジャー …………………………… 21
経口移行加算 ……………………………… 13
経口維持加算 ……………………………… 13
契約 ………………………………………… 129
契約制度 …………………………………… 2
血液透析 …………………………………… 90
血清アルブミン値 …………………… 30, 72
原因 ………………………………………… 35
健康サポート拠点 ………………………… 8
健康支援型配食サービス ………………… 9
「健康日本 21（第二次）」 ……………… 8
権利擁護 …………………………………… 1

■ こ ■

後期高齢者医療制度 ……………………… 26
口腔機能低下 ……………………………… 44
口腔機能低下症 …………………………… 45
口腔ケア ……………………………… 44, 68
抗コリン作用 ……………………………… 68
抗酒薬 ……………………………………… 69
公助 ………………………………………… 7
抗精神病薬 ………………………………… 68
交通費 ……………………………………… 138
広汎性発達障害 …………………………… 66
高リン血症 ………………………………… 92
国際疾病分類 ……………………………… 66
国際生活機能分類 ………………………… 3
国民医療費 ………………………………… 2
国民皆保険 ………………………………… 26
国民健康保険 ……………………………… 26
互助 ………………………………………… 7
個人因子 …………………………………… 3
個人履歴 …………………………………… 31
骨ミネラル代謝異常 ……………………… 90
個別栄養管理制度 ………………………… 12
雇用契約 …………………………………… 139
根拠 ………………………………………… 35
コントロール障害 ………………………… 69

■ さ ■

在宅患者訪問栄養食事指導 …………… 17, 26
在宅患者訪問褥瘡管理指導料 …………… 27
在宅半固形栄養経管栄養法指導管理料 …… 27
在宅訪問管理栄養士制度 ………………… 4

■ さくいん

再入所時栄養連携加算 ････････････････････ 115
サービス担当者会議 ･･･････････････････ 13, 116
サービス提供管理チェックリスト ･････････ 142
サービス内容説明書 ･････････････････････ 129
サルコペニア ･･････････････････････････････ 71

■ し ■

JST 版活動能力指標 ･･････････････････ 31, 155
視覚障害 ･･････････････････････････････････ 56
CKD ステージ分類 ･･････････････････････ 91
自己中心性 ･･････････････････････････････ 69
自助 ･･････････････････････････････････････ 7
自助具 ･････････････････････････････････ 53
自助グループ ････････････････････････････ 69
持続携帯式腹膜透析 ･･････････････････････ 90
肢体不自由 ･････････････････････････････ 50
シックデイ ･･･････････････････････････････ 97
指定居宅療養管理指導事業所（者）･･････ 18, 139
脂肪肝 ･････････････････････････････････ 70
社会資源 ･･･････････････････････････････ 7
弱視 ･･･････････････････････････････････ 56
週間サービス計画表 ･･･････････････････ 118
重症心身障害 ･････････････････････････ 59
周辺症状（認知症）･･････････････････････ 81
重要事項説明書 ･････････････････････････ 129
主観的包括的アセスメント ･･････････ 71, 149
主治医意見書 ･･････････････････････････ 21
主治医指示書 ･･････････････････････････ 125
手段的日常生活動作 ･････････････････････ 31
準超重症児 ･････････････････････････････ 59
障害高齢者の日常生活自立度（寝たきり度）
　　判定基準 ･･･････････････････････ 31, 156
障害受容プロセス ･･････････････････････ 56
初回訪問 ･･･････････････････････････････ 127
食材費 ･････････････････････････････････ 139
食事観察 ･････････････････････････････ 13, 46
食事療法基準（CKD）･･･････････････････ 91
褥瘡 ･･･････････････････････････････････ 72
褥瘡対策チーム ･････････････････････････ 12
褥瘡の評価ツール ･････････････････････ 32
食物／栄養関連の履歴 ･･･････････････････ 30
事例検討 ･･･････････････････････････････ 122
心血管疾患 ･････････････････････････････ 90
人生会議 ･･･････････････････････････････ 100
人生の最終段階 ･･･････････････････････ 100
身体合併症 ･････････････････････････････ 67
身体計測 ･････････････････････････････ 30
身体障害者程度等級 ･･･････････････････ 50
人的資源 ･･･････････････････････････････ 7
診療報酬制度 ･･････････････････････････ 26

■ す ■

推算糸球体ろ過量 ･･････････････････････ 90
推定エネルギー必要量 ･･････････････････ 34
水分必要量 ･･･････････････････････････ 72

■ せ ■

生化学データ ･･･････････････････････････ 30
生活習慣病 ･････････････････････････ 50, 67
生活不活発病 ･････････････････････････ 50
精神疾患の診断・統計マニュアル ･･･････ 66
精神状態短時間検査 ･･･････････ 32, 80, 159
精神遅滞・境界領域知能 ･･･････････････ 66
精神保健福祉士 ･････････････････････････ 68
成長曲線 ･･････････････････････････ 61, 151
摂食嚥下障害 ･････････････････････････ 46
摂食嚥下チーム ･････････････････････････ 12
前頭側頭葉変性症 ･･････････････････････ 80
全人間的復権 ･･････････････････････････ 2

■ そ ■

総たんぱく量 ･･･････････････････････････ 72
SOAP 形式 ･･･････････････････････････ 41
措置制度 ･･･････････････････････････････ 2
その他の栄養素 ･････････････････････････ 35

■ た ■

退院時カンファレンス ･････････････････ 114
退院時共同指導 ･････････････････････ 15, 114
体重管理（肢体不自由者）･･･････････････ 51
体重測定 ･････････････････････････････ 30
多職種連携 ･････････････････････････････ 10
脱水 ･･･････････････････････････････････ 72
短期入所サービス ･････････････････････ 25
短期目標 ･････････････････････････････ 37
断酒会 ･････････････････････････････････ 69
たんぱく質 ･････････････････････････････ 35
たんぱく質・エネルギー消耗状態 ･･･････ 90

■ ち ■

地域医療連携室 ･････････････････････････ 14
地域共生社会 ･････････････････････････ 5
地域ケア会議 ･･･････････････････････ 13, 115
地域ケア個別会議 ･････････････････････ 13
地域ケア推進会議 ･･･････････････････････ 13
地域診断 ･･･････････････････････････････ 7
地域包括ケアシステム ･･････････････ 6, 10
地域包括支援センター ･････････････････ 13
注意欠陥多動性障害 ･･･････････････････ 66
超重症児 ･･･････････････････････････････ 59

■ つ ■

通院が困難な利用者 ･･･････････････････ 125
通所サービス ･････････････････････････ 24

■ て ■

低栄養 ･････････････････････････････････ 71

低視覚 …………………………………… 56
■ と ■
統合失調症 ………………………………… 66
透析療法 …………………………………… 90
糖尿病 ………………………………… 58, 96
特定疾病 …………………………………… 23
特別給付 …………………………………… 18
特別食 ……………………………………… 27
特別養護老人ホーム ……………………… 18
特養 ………………………………………… 18
特記事項 …………………………………… 23
トリートメントギャップ ………………… 69
■ に ■
20 の喪失 ………………………………… 57
日常生活動作 ……………………………… 31
認知症 ……………………………………… 80
認知症の高齢者の日常生活自立度判定基準
………………………………… 31, 156
認知症の機能評価 ………………………… 32
認定栄養 CS ………………………………… 9
認定調査 …………………………………… 23
■ の ■
脳血管性認知症 …………………………… 80
脳卒中 ……………………………………… 46
ノーマライゼーション …………………… 1
■ は ■
背景因子 …………………………………… 3
配食サービス ……………………………… 9
排便障害 …………………………………… 51
廃用症候群 ………………………………… 50
長谷川式認知症スケール ………… 32, 80, 159
バーセルインデックス …………… 31, 152
発達障害 …………………………………… 66
バリアフリー ……………………………… 1
万能カフ …………………………………… 53
■ ひ ■
PES 報告（ピー・イー・エス報告）………… 35
否認 ………………………………………… 69
評価 ………………………………………… 37
被用者保険 ………………………………… 26
■ ふ ■
腹膜透析 …………………………………… 90
服薬状況 …………………………………… 32
浮腫 ………………………………………… 73
物的資源 …………………………………… 7
ブリストル便形状スケール ……………… 51
フレイル …………………………………… 32
ブレーデンスケール ……………… 32, 157

■ へ ■
ベースライス ……………………………… 63
便性状 ……………………………………… 51
便秘 ………………………………………… 68
■ ほ ■
報告書 …………………………………… 123
訪問サービス ……………………………… 24
ボランティア組織 ………………………… 8
ポリファーマシー ………………………… 32
■ ま ■
末期腎不全 ………………………………… 90
慢性閉塞性肺疾患 ………………………… 76
慢性腎臓病 ………………………………… 90
■ み ■
ミキサー食 ………………………………… 62
看取り …………………………………… 101
みなし指定 ……………………………… 139
ミールラウンド ………………… 13, 46
■ む・め ■
無機リン …………………………………… 92
免疫能の低下 ……………………………… 76
■ も ■
盲 …………………………………………… 56
モニタリング計画 ………………………… 36
モニタリングシート ……………………… 37
問題 ………………………………………… 36
■ や・ゆ ■
薬局 ……………………………………… 139
有機リン …………………………………… 92
ユニバーサルデザイン …………………… 1
■ よ ■
要介護状態区分 …………………………… 25
要介護認定 ………………………………… 21
横地分類 …………………………………… 59
予防給付 …………………………………… 18
■ り ■
リスクマネジメント …………………… 134
離脱症状 …………………………………… 69
リハビリテーション ……………………… 2
療養病床 …………………………………… 19
臨床栄養 …………………………………… 35
リン / たんぱく質比 ……………………… 92
■ れ ■
レビー小体型認知症 ……………………… 80
連携記録 ………………………………… 122
■ ろ ■
老健 ………………………………………… 18
老研式活動能力指標 ……………… 31, 155
Lawton の尺度 …………………… 31, 154
ロービジョン ……………………………… 56

〔編著者〕

寺本　房子　川崎医療福祉大学 医療技術学部　名誉教授

前田佳予子　武庫川女子大学 食物栄養科学部　教授

井上　啓子　至学館大学 健康科学部　教授

渡邉　早苗　女子栄養大学 栄養学部　名誉教授

〔執筆者〕

井戸由美子　京都女子大学 家政学部　教授

岩本　珠美　十文字学園女子大学 人間生活学部　教授

内山　久子　国立障害者リハビリテーションセンター　主任栄養士

江頭　文江　地域栄養ケア PEACH 厚木

片桐　義範　福岡女子大学 国際文理学部　教授

川口美喜子　大妻女子大学 家政学部　教授

工藤　美香　駒沢女子大学 人間健康学部　准教授

小坂　和江　元美作大学 生活科学部　准教授

田中　弥生　関東学院大学 栄養学部　教授

塚原　丘美　名古屋学芸大学 管理栄養学部　教授

土谷　昌広　東北福祉大学 健康科学部　教授

西本裕紀子　大阪母子医療センター　栄養管理室長

府川　則子　女子栄養大学 栄養学部　准教授

演習で学べる
在宅栄養支援 —地域共生社会における管理栄養士の役割—

2020年（令和2年）5月15日　初版発行
2023年（令和5年）4月10日　第2版発行

編著者　寺　本　房　子
　　　　前　田　佳予子
　　　　井　上　啓　子
　　　　渡　邉　早　苗
発行者　筑　紫　和　男
発行所　株式会社 建帛社
　　　　　　　　KENPAKUSHA

112-0011　東京都文京区千石4丁目2番15号
TEL（03）3944-2611
FAX（03）3946-4377
https://www.kenpakusha.co.jp/

ISBN 978-4-7679-0744-4　C3047
©寺本・前田・井上・渡邉ほか，2020, 2023.
（定価はカバーに表示してあります）

新協／常川製本
Printed in Japan